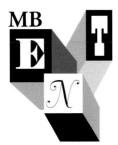

編集企画にあたって……

　頭頸部には咀嚼・嚥下などの人間が生きる上で必要な機能に加え，発声・味覚・聴覚など社会生活を送る上で重要な機能が集中しており，また顔面・頸部という露出した部位が関わるため，頭頸部癌をはじめとする頭頸部疾患の治療に際してはこれらの機能の温存や整容的な配慮が欠かせない．経口的，あるいは小さな皮膚切開から低侵襲治療を行える内視鏡手術・ロボット支援下手術は，頭頸部外科領域において極めて相性の良い手術方法である．

　咽頭癌・喉頭癌に対する内視鏡手術には，Transoral laser microsurgery（TLM）の他，本邦で開発された Endoscopic laryngopharyngeal surgery（ELPS），Transoral video-laryngosocpic surgery（TOVS）などがあり，2020 年には保険収載され，広く実施されている．咽頭癌・喉頭癌に対するロボット支援下手術（Transoral robotic surgery：TORS）は長らく保険適用外であったが，2022 年に保険収載された後，急速に普及しつつある．

　一方，甲状腺疾患の多くは女性であり，審美面での配慮から，鎖骨下アプローチ，前胸部アプローチ，腋窩アプローチなど様々な内視鏡下甲状腺手術が開発されてきた．2016 年に甲状腺良性腫瘍に対する内視鏡下甲状腺部分切除術・腺腫摘出術，バセドウ病に対する内視鏡下バセドウ甲状腺全摘（亜全摘）術が，2018 年には甲状腺癌に対する内視鏡下甲状腺悪性腫瘍手術が保険収載されている．他方，ロボット支援下甲状腺手術は海外では韓国を中心に多く実施されているが，本邦では手術支援ロボットの適応外であり，保険未収載の状態である．

　これらの内視鏡手術・ロボット支援下手術は，従来耳鼻咽喉科医が頭頸部手術で慣れ親しんできた術式とは適応，手術解剖，器具の操作方法が異なっているところが多い．より特化したトレーニングが必要であり，未導入施設にとってはハードルが高い印象がある．本特集では，これから頭頸部内視鏡下・ロボット支援下手術に興味を持っておられる先生方，あるいはトレーニングの最中の先生方を対象として，これらの術式におけるトップランナーの先生方に執筆をお願いした．

　咽頭癌・喉頭癌に対する鏡視下手術・ロボット支援下手術では，河合先生に適応と術前評価についてご解説いただき，千年先生に TLM，渡部先生に ELPS，酒井先生に TOVS，佐野先生に TORS の手術手技をご説明いただくと共に，鉗子の操作方法など，実際の操作におけるコツについても詳しく解説いただいた．VANS については北村先生に適応と術前評価方法について具体例を挙げてご解説いただき，村上先生，中条先生には各施設で実施されている手術手技とコツについて詳述いただいている．また，菅野先生には VANS のトレーニング方法の工夫について，田邉先生には今後保険収載が期待される術式としてロボット支援下甲状腺手術の立ち上げと初期経験についてご紹介いただいている．

　本書が頭頸部鏡視下・ロボット支援下手術の導入や手術手技向上のお役に立てれば幸いである．

2023 年 11 月

楯谷一郎

KEY WORDS INDEX

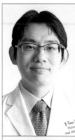

河合　良隆
（かわい　よしたか）

2006年	京都大学卒業
2008年	同大学耳鼻咽喉科入局
2009年	静岡市立静岡病院耳鼻咽喉科
2016〜19年	米国 Wisconsin 大学 Madison 校留学
2017年	京都大学大学院修了
2019年	同大学耳鼻咽喉科頭頸部外科，助教

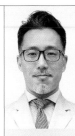

佐野　大佑
（さの　だいすけ）

2001年	横浜市立大学卒業 同大学附属病院，臨床研修医
2003年	同大学耳鼻咽喉科・頭頸部外科入局 同大学附属病院耳鼻咽喉科 横浜市栄共済病院耳鼻咽喉科
2004〜08年	横浜市立大学大学院医学研究科
2006〜11年	米国テキサス大学 MD アンダーソン癌センター留学
2011年	横浜市立大学医学部耳鼻咽喉科・頭頸部外科，助教
2016年	同大学附属病院耳鼻咽喉科・頭頸部外科，診療講師 同大学医学部耳鼻咽喉科・頭頸部外科，講師
2021年	同，准教授

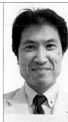

中条　哲浩
（なかじょう　あきひろ）

1992年	鹿児島大学卒業 同大学第一外科入局
2005年	同大学病院手術部，助教
2015年	同大学消化器乳腺甲状腺外科，助教
2017年	同，講師
2023年	同大学乳腺甲状腺外科，教授

菅野　真史
（かんの　まさふみ）

2004年	福井医科大学卒業 同大学医学部附属病院，研修医
2006年	同大学医学部附属病院耳鼻咽喉科頭頸部外科入局
2007年	福井赤十字病院耳鼻咽喉科
2009年	福井大学医学部附属病院耳鼻咽喉科頭頸部外科
2014年	同大学大学院医学系研究科，医学博士取得 同大学医学部附属病院耳鼻咽喉科頭頸部外科，助教
2023年	日本内分泌外科学会甲状腺・副甲状腺内視鏡手術指導医

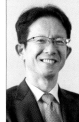

楯谷　一郎
（たてや　いちろう）

1994年	京都大学卒業 同大学医学部附属病院，研修医
1995年	滋賀県立成人病センター耳鼻咽喉科
2003年	京都大学大学院修了 米国ウィスコンシン大学耳鼻咽喉科・頭頸部外科，研究員
2006年	京都桂病院耳鼻咽喉科，医長
2008年	京都大学耳鼻咽喉科・頭頸部外科，助教
2013年	同大学大学院医学研究科耳鼻咽喉科・頭頸部外科，講師
2019年	同，准教授 藤田医科大学医学部耳鼻咽喉科・頭頸部外科，主任教授
2021年	同大学病院頭頸部・甲状腺内視鏡手術センター長（併任）

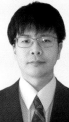

村上　大地
（むらかみ　だいち）

2014年	和歌山県立医科大学卒業 同大学附属病院，初期臨床研修医
2016年	同大学耳鼻咽喉科頭頸部外科，専攻医
2021年	紀南病院耳鼻咽喉科・頭頸部外科 和歌山県立医科大学大学院医学研究科修了
2023年	同大学耳鼻咽喉科頭頸部外科，講師

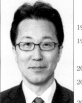

北村　守正
（きたむら　もりまさ）

1995年	京都大学卒業 同大学耳鼻咽喉科入局
1996年	滋賀県立成人病センター（現，滋賀県立総合病院）耳鼻いんこう科
2000年	京都医療センター耳鼻咽喉科
2009年	京都大学大学院医学研究科耳鼻咽喉科・頭頸部外科，助教 同，講師
2019年	同，講師
2020年	金沢医科大学頭頸部外科学，准教授
2022年	同，主任教授

田邉　陽介
（たなべ　ようすけ）

2010年	藤田保健衛生大学卒業 岐阜社会保険病院，初期臨床研修医
2012年	藤田保健衛生大学耳鼻咽喉科入局
2014年	同，助教

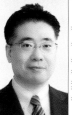

渡部　佳弘
（わたなべ　よしひろ）

2004年	藤田医科大学卒業 慶應義塾大学病院，初期研修医
2006年	同大学医学部耳鼻咽喉科学教室入局 足利赤十字病院耳鼻咽喉科
2008年	さいたま市立病院耳鼻咽喉科
2010年	静岡赤十字病院耳鼻咽喉気管食道科
2012年	慶應義塾大学医学部，助教
2015年	東京都済生会中央病院耳鼻咽喉科，副医長
2020年	国際医療福祉大学医学部，講師 成田病院耳鼻咽喉科頭頸部外科 医学博士（慶應義塾大学）
2022年	慶應義塾大学医学部，非常勤講師

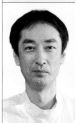

酒井　昭博
（さかい　あきひろ）

1999年	山口大学卒業 同大学医学部耳鼻咽喉科
2000年	山口県立中央病院耳鼻咽喉科
2001年	東海大学医学部耳鼻咽喉科，臨床助手
2004年	癌研究会附属病院頭頸科
2008年	東海大学医学部耳鼻咽喉科，助手
2009年	同，講師
2016年	米国カリフォルニア大学サンディエゴ校 Moores cancer center 留学
2018年	東海大学医学部耳鼻咽喉科，講師
2019年	同，准教授

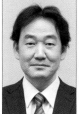

千年　俊一
（ちとせ　しゅんいち）

1997年	久留米大学卒業 同大学耳鼻咽喉科入局
1999年	同大学耳鼻咽喉科，助手
2009年	同大学耳鼻咽喉科・頭頸部外科，講師
2010年	米国エール大学留学，客員講師
2014年	久留米大学医学部耳鼻咽喉科・頭頸部外科，准教授
2020年	同，教授

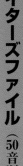

WRITERS FILE　ライターズファイル（50音順）

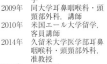

CONTENTS

頭頸部外科領域における鏡視下・ロボット支援下手術

編集企画／楯谷一郎
藤田医科大学教授

Monthly Book ENTONI　No. 291/2023. 12　目次

編集主幹／曾根三千彦　香取幸夫

【ENTONI®（エントーニ）】
ENTONIとは「ENT」（英語のear, nose and throat：耳鼻咽喉
科）にイタリア語の接尾辞 ONE の複数形を表す ONI をつけ，
耳鼻咽喉科領域を専門とする人々を示す造語．

Monthly Book

ENTONI
エントーニ

2023年10月増大号
No.289

みみ・はな・のどの
"つまり" 対応

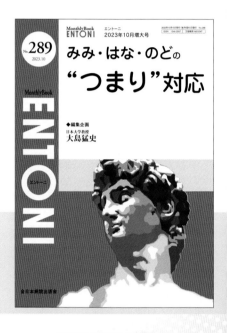

編集企画 **大島猛史**
（日本大学教授）

B5 判　　152 頁
定価 5,390 円（本体 4,900 円）

"つまり" という症状の原因は何なのか？

原因が多岐にわたるため診断の見極めが重要となる "つまり" について、見逃してはならない疾患も含め、どのように対応すべきかエキスパートにより解説！小児への対応・心理的アプローチ・漢方治療も取り入れ、充実した特集号です。

目次

Sample

詳しくはこちらから

全日本病院出版会
www.zenniti.com

〒113-0033 東京都文京区本郷 3-16-4　Tel：03-5689-5989
Fax：03-5689-8030

MB ENT, 291：1-6, 2023

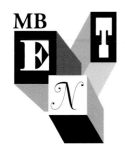

◆特集・頭頸部外科領域における鏡視下・ロボット支援下手術

咽喉頭癌に対する鏡視下手術・ロボット支援手術の適応と術前評価

河合良隆*

Abstract 　鏡視下手術やロボット支援手術は様々な種類があり，各々利点と注意点，得意とする適応疾患がある．いずれの術式も熟練した術者はより広い適応範囲で手術を行えるということを念頭に置いたうえで，咽喉頭癌に対する各術式の適応を以下に列挙する．Transoral laser microsurgery は声門に限局する声門癌を対象とする場合が多い．Endoscopic laryngopharyngeal surgery は中咽頭癌，下咽頭癌，声門上癌の表在癌切除で特に有用である．Transoral videoscopic surgery では中咽頭癌，下咽頭癌，声門上癌 T2 程度までの病変を切除可能である．Transoral robotic surgery は本邦では中咽頭癌 T2 程度までが対象となっていたが，2023 年 1 月末に新型機器が販売開始となり今後は適応拡大が予想される．

Key words 　transoral laser microsurgery，内視鏡下咽喉頭手術（endoscopic laryngopharyngeal surgery），内視鏡下経口的咽喉頭部分切除術（transoral videoscopic surgery），経口的ロボット支援手術（transoral robotic surgery），da Vinci 手術支援システム（da Vinci Surgical System）

　近年の技術進歩に伴い鏡視下手術やロボット支援手術は益々普及し，適応となる疾患も急速に拡大される傾向にある．たとえば，本邦における頭頸部ロボット支援手術は経口腔的の手術を前提にした適応拡大が 2018 年 8 月に行われ，2022 年 4 月から保険収載されたことは記憶に新しい．しかし，もともと咽頭癌や喉頭癌を前提としていた術式であったのが，近年，甲状腺手術にも応用されるようになりつつあるなど，その適応を含めて常に最新の知識が求められる領域でもある．

　さらに，鏡視下手術・ロボット支援手術とひとまとめにした表現ではあっても，その中には transoral laser microsurgery（TLM），endoscopic laryngopharyngeal surgery（ELPS：内視鏡下咽喉頭手術），transoral videoscopic surgery（TOVS：内視鏡下経口的咽喉頭部分切除術），そして transoral robotic surgery（TORS：経口的ロボット支援手術）など様々な術式が混在している．いずれの手技も悪性腫瘍であれば比較的早期の病変を対象とするもので，古典的な外切開手術に比較して機能温存や整容面の観点から外切開より優れているとされる．とはいえ，上記の術式のどれか一つの技術に習熟すれば，すべての頭頸部腫瘍に対応できる万能なものではない．一方で，複数の術式のいずれでも切除可能な病変も存在する．熟練した術者により各術式の適応は拡大していくため，文献を一読するだけでは最適な治療法の選択に迷うこともあるが，各々の術式は特定の対象疾患や病期でその利点が際立つものであり，各々の術式が有する利点と適応を理解することが重要である．

　本稿では咽喉頭癌に対する鏡視下手術・ロボット支援手術がどのような疾患に対して適応があり，術前評価でいかなる留意点があるのかを概説する（表 1）．なお，甲状腺癌においても鏡視下手術やロボット支援手術が行われており，video-assisted neck surgery（VANS）や robotic thyroidectomy（RT），endoscopic thyroidectomy vestib-

* Kawai Yoshitaka，〒 606-8507 京都府京都市左京区聖護院川原町 54 　京都大学医学部耳鼻咽喉科・頭頸部外科，助教

表 1. 鏡視下手術・ロボット支援手術の適応病変・利点・留意点

	頻用される病変	技術的に切除可能な病変	利点	留意点
TLM	声門癌(声門に限局)	口腔癌, 中咽頭癌, 声門/声門上癌, 下咽頭癌の T1, T2	顕微鏡下での正確な切開, 止血効果	視野制限が他の術式に比べて大きい
ELPS	中咽頭癌, 下咽頭癌, 声門上癌の表在癌	中咽頭癌, 下咽頭癌, 声門上癌の T1, T2, 一部の T3	術野展開が容易, 上部消化管内視鏡の支援が受けられる	彎曲鉗子に習熟が必要
TOVS	中咽頭癌, 下咽頭癌の T1, T2	中咽頭癌, 下咽頭癌, 声門上癌の T1, T2, 一部の T3	直型の鉗子や止血機器も使用可能, 耳鼻咽喉科医のみで施行可能	下咽頭の術野展開が難しい
TORS	中咽頭癌の T1, T2	中咽頭癌, 声門上癌, 下咽頭癌の Tis, T1, T2	3D 内視鏡による鮮明な画像, 高精度のロボットアーム	触覚が伝達されない, 高額

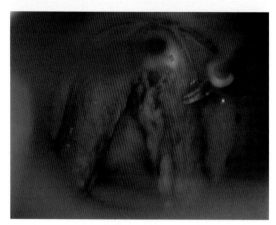

図 1. TLM
レーザーの利点は顕微鏡下で正確な切開が可能で, 止血効果があることである

ular approach(ETVA)など様々な術式が産み出されているが, 対象疾患が異なるため割愛する.

Transoral laser microsurgery(TLM)

1970 年代に Steiner により開発され[1]1980 年代に普及した術式で, 直達喉頭鏡で術野を展開しながら顕微鏡視野下にレーザーを用いて病変を切除する術式として理解されることが多い(図 1). レーザーには KTP レーザー・グリーンレーザー・Nd:YAG レーザー・アルゴンレーザー・ダイオードレーザー・ArF エキシマレーザーなど様々な種類があるが耳鼻咽喉科領域でもっとも一般に使用されているのは CO_2 レーザーである. CO_2 レーザーの照射器具についてはハンドピース型以外に, 顕微鏡にマイクロマニピュレーターを装着したうえでガイド光が照射された部位を切開・蒸散する方法が知られる. CO_2 レーザーは直達喉頭鏡を使用しない口腔癌手術や後述するTOVS や TORS でも使用されることがあり, それ

らを TLM に含めて説明している文献もあるため[2], TLM とこれらの術式は完全に切り分けられるものではない.

CO_2 レーザー手術の利点は, 顕微鏡下で正確な切開を行えることやレーザーによる止血が可能なことにある. さらに, 放射線治療の適応でもある早期の喉頭悪性腫瘍を TLM で切除するメリットは ① 治療期間の短縮, ② 局所再発した場合の治療法選択肢の温存などが挙げられる.

CO_2 レーザーを用いた声門癌の治療成績については様々な報告がなされており, 5 年全生存率は84.6〜100%, 5 年疾患特異的生存率が78〜99%とされている[3]. 一方で, 切除断端陽性時の取り扱いについては, 報告によって方針が一定していないために一元化したデータは出しにくいとされている.

また, CO_2 レーザー以外で声門病変に使用されるレーザーとして著名なのは, KTP レーザーである. ヘモグロビンの赤色波長で高い吸光度を示すレーザーで, 血管を選択的に凝固できるという特徴を有する. 喉頭乳頭腫をはじめとする気道の乳頭腫に使用されるほか[4], Zeitels らが声門癌に使用した報告があるが[5], 後者に関して長期の観察は行われていない. KTP レーザーや, KTPレーザーと同じ 532 nm の波長を有するグリーンレーザーを用いた光凝固装置は現在国内販売されておらず, 新たな知見蓄積の障害となっている.

直達喉頭鏡を用いた TLM の適応については早期声門癌が代表的で Tis, T1a, T1b など声門に限局する病変においては良好な治療成績が示されている[6]. 悪性腫瘍の確定がついていない声門病変に対する切除生検にも TLM で行うことが可能である. 施設によっては, 口腔癌や中咽頭癌, 声

門上癌，下咽頭癌でも T1，T2 程度までの症例を TLM で切除する[2]．また，悪性腫瘍以外でも喉頭乳頭腫切除や輪状咽頭筋切断術，披裂軟骨切除術にも本術式は応用されている[7]．

術前における留意点としては，直達喉頭鏡での観察範囲は後述する他の術式に比べて制限が大きいことは否定し得ず，術中に明視下に観察が行えるのか，病変に切り込むことなく切除可能であるのかを評価してから手術に臨むことが重要である．さらに，両側の声帯に広範に存在する腫瘍であれば，単回手術で治療しようとすると声帯横隔膜症を生じるリスクが高く，二期的な手術を検討することが必要である．

Endoscopic laryngopharyngeal surgery (ELPS)

もともと上部消化管内視鏡で行われていた endoscopic submucosal dissection（ESD：内視鏡的粘膜下層剥離術）を咽喉頭で行うことを 2004 年に消化器内科医である Muto らが報告し[8]，その術式を発展させたものが ELPS である．彎曲型咽喉頭鏡で術野を展開したうえで，内視鏡で観察を行いながら彎曲した鉗子を用いて粘膜上皮下層で病変切除を行うという術式が基本となる（図 2）．

実際の手術においては ① 喉頭展開を行った後，② 消化器内科医に上部消化管内視鏡で観察してもらいながら，耳鼻咽喉科医が高周波ナイフ（KD-600）で病変の周囲を点線で囲むようにマーキング，③ 粘膜下にエピネフリン入生理食塩水を注入して病変を含んだ粘膜を筋層から挙上，④ マーキングのさらに外周で全周性に粘膜切開，⑤ 高周波ナイフと鉗子を用いて筋層を残すように切除を行う方法が定型的である．術野の観察方法には耳鼻咽喉科の用いる軟性内視鏡や先端可動型硬性内視鏡（ENDOEYE FLEX®）を用いる施設もあるが，消化器内科医が使用する上部消化管内視鏡は様々な機能があり，その支援は手術を非常に容易にしてくれる．たとえば，内視鏡レンズ汚れ洗浄用のノズルがあることで内視鏡の出し入れの煩

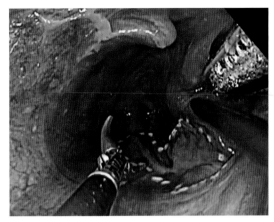

図 2. ELPS
上部消化管内視鏡で観察を行いながら彎曲鉗子と高周波メスで操作している．表在病変を低侵襲で切除する

わしさはほとんどなく，内視鏡の強力な送水と吸引機能により出血点同定が短時間で正確に行える．

ELPS の利点は内視鏡による良好な視野にある．病変に近接して観察できるために，より病変範囲を正確に把握したうえで，非常に低侵襲な手術を行える．実際，術後の合併症として出血，誤嚥性肺炎，皮下気腫などが挙げられるものの，いずれも制御可能な範疇にとどまるとされる[9]．再手術症例や放射線照射後といった条件でも，病変部位とサイズが術後嚥下障害のリスクが低いものにとどまる限り問題なく施行可能である．

治療成績については比較的少ない施設でのみ行われている術式であることを反映してか，大規模なデータは示されていないが，ELPS を行った表在癌 75 例 111 手術の報告で 5 年疾患特異的生存率が 92.2％とされているほか[10]，下咽頭病変 118 例（多発病変の症例があり，異形成病変のみで悪性腫瘍が認められなかった症例 10 例を含む）を対象にした評価では 5 年全生存率が 85.5％とされている[11]．

適応範囲について，本術式がもっとも選択されるのは中咽頭癌，下咽頭癌，声門上癌の表在癌であり，同部位に発生した高度異形成病変も表在癌に準じて本術式の適応がある．浸潤癌には本術式が適応とならないかというと，筋層に一部浸潤があっても可動性が良好であれば本術式で十分に切除が可能である．本術式の適応には中咽頭癌，下

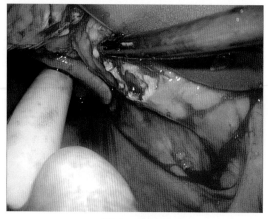

図 3. TOVS
先端可動型硬性内視鏡で観察を行いながら高周
波メスで切開している．提示例では先端が屈曲
可能な高周波メスを使用しているが，直型の機
器も使用できるのが TOVS の利点である

咽頭癌，声門上癌の T1，T2，一部の T3 が含まれ
るが，もっとも重要な要素は病変の可動性がある
か否かである．

　手術前に慎重な検討が必要なのは，食道入口部
近くの病変である．全周の 1/2 以上を切除すると
狭窄による嚥下障害のリスクが考えられるほか，
病変が食道入口部と下咽頭をまたいで存在する場
合は腫瘍の肛門側まで器具が届かないといった事
態が生じ得る．また，汎用のマウスピースでは術
野展開が不良になる症例が多いため，術前に各症
例の歯型に合わせたマウスピースの作製を歯科口
腔外科に依頼する必要がある．

Transoral videoscopic surgery（TOVS）

　塩谷が 2004 年に開発し 2008 年に報告した手術
手技である[12]．ELPS と異なり Weerda 型喉頭鏡
や FK リトラクター，FK-WO リトラクターを用
いた術野展開を，HD カメラヘッドや先端可動型
硬性内視鏡（ENDOEYE FLEX®）で視野展開を，
そして φ3 mm の細径腹腔鏡手術鉗子と針型ある
いはフック型電気メスで切除を行う（図 3）．

　直型の器具で手術を行うため直達鏡手術の経験
を有する耳鼻咽喉科医に習熟しやすく ELPS のよ
うに消化器内科医の補助が必要ない，後述する
TORS に比べてコスト面で有利といった利点があ
る一方で，下咽頭病変を手術する際の術野展開は

ELPS で用いる彎曲型咽喉頭鏡のほうが容易で視
野が良好であるなど一長一短がある．

　治療成績については，ELPS 同様に TOVS の報
告は国内からのものが多くを占めており，報告に
よって対象となる病変部位や病期の構成は多少異
なるが 5 年疾患特異的生存率が 87.3〜95％，5 年
全生存率が 77〜83.2％と概ね良好な成績をおさ
めている[13]〜[15]．

　適応範囲と限界については明確な基準が示され
ているとはいえないが，本術式がもっとも選択さ
れるのは中咽頭癌，下咽頭癌の T1，T2，一部の
T3 である．しかし，TOVS で表在病変を切除す
ることも可能であり，TOVS 適応病変の多くは
ELPS のそれとオーバーラップする．塩谷の報告
では中咽頭癌 T4a でも浸潤先が喉頭や舌深層筋
であれば技術的に切除可能だが，同時に嚥下機能
障害が有意に不良なため慎重であるべきともされ
ている[16]．TOVS ではサクションコアギュレータ
など ELPS で使えない直型の止血器具が使えるた
め，咽頭収縮筋をある程度以上の範囲で合併切除
しなければならないような症例では TOVS はよ
い選択である．他，症例を選べば放射線照射後再
発例にも TOVS は施行可能である．

　本術式の留意点としては，中・下咽頭内腔は 1/2
程度までの切除範囲で概ね嚥下機能は保たれるが
食道入口部近くで 1/2 程度切除すると嚥下機能障
害がみられやすいとされる[16]．また，咽頭収縮筋
の合併切除は可能でも，声帯固定あるいは食道浸
潤が併存する下咽頭癌 T3 症例，その他 T4a 以上
の周囲臓器浸潤が疑われる症例は適応外となる．
中咽頭前壁病変は直型の器具では操作が難しいた
め，先端を曲げられるマリアブルデバイスを置い
ていない施設では手術適応を慎重に選ぶ必要があ
る．

Transoral robotic surgery（TORS）

　2005 年に Pennsylvania 大学 Weinstein と
O'malley らが da Vinci 手術システムを用いイヌ
で声門上部分切除した報告を行ったのがその始ま

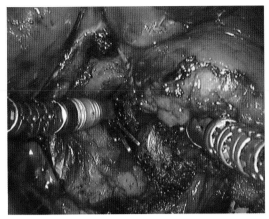

図 4. TORS
鮮明な立体画像と，術者の動きに連動して自在
に曲がるロボットアームが特徴

りとされる術式で[17]，TORS といえば da Vinci 手術システムを用いた術式とほぼ同一視されるほど著名な機器を用いた術式である．本邦では2009年に厚生労働省薬事・食品衛生審議会で国内の製造販売が承認され，2012 年 4 月に前立腺全摘で保険収載された．2018 年 8 月に da Vinci 手術システムの適応範囲が拡大されて頭頸部外科でも利用可能になり，2022 年 4 月に頭頸部癌でも保険収載された．本邦で本術式を行うには日本頭頸部外科学会主導のトレーニングプログラムを履修したコンソール術者・アシスタント術者がいることに加えて，適切な 3 例以上の症例集積を行った施設であることが条件となる．

　TORS では FK リトラクター，FK-WO リトラクターを用いた術野展開を行うが，3D 内視鏡による鮮明な立体画像と，先端が術者の動きに連動して自在に曲がるロボットアームが ELPS や TOVS にない特徴である．先端が 3 本あるアームの 1 本を術野展開のいわゆる鈎引きとして使用し，残りの 2 本で実際の手術操作を行うことが一般的ではあるが，TORS においてはスペースの問題から操作用アーム 2 本のみで手術を行う（図4）．

　中咽頭側壁癌では TORS と従来術式での生存率は有意差がないが術後機能温存は TORS が良好とされる[18]．さらに，放射線照射と比較しても同等の成績が報告されている[19]．

　一般に TORS の適応として知られるのは 2009年に米国食品医薬品局（Food and Drug Adminis

tration：FDA）が認可した口腔癌，咽頭癌，喉頭癌の T1，T2 並びに良性病変である．しかし，海外ではより進行した T3 や T4 病変にも症例を選んで使用されることがあるほか，再発上咽頭癌に対する手術や声門癌手術，さらには喉頭摘出に対しても TORS が使用可能と報告されている[20)21)]．本邦で従来可能であった da Vinci X/Xi® はロボットアームに接続できる EndoWrist® インストゥルメントが 8 mm 径の太いもののみであり，中咽頭癌以外の症例はワーキングスペースの問題から適応になりにくかった．しかし，2023 年 1 月 31 日より直径 2.5 cm のポート 1 箇所から 6 mm 径のインストゥルメントが使用できる da Vinci SP® が国内販売開始となり今後機器の普及とともに適応疾患は広がると考えられる．

　術前に確認しておくべきポイントとして知られているのは，良好な術野展開が得られる解剖学的条件と血管損傷リスクの評価である．現行使用されているロボットはいずれも触覚を伝達できないという問題点があることから，血管損傷に関して慎重な術前検討が必要なことは十分理解できる．具体的には，舌根中央に主座する病変で両側舌動脈損傷リスクがある場合，扁桃病変で頸動脈が蛇行して咽頭後壁に回り込んでいる場合，頸動脈分岐部や内頸動脈が露出しそうな病変は脈管損傷リスクが高いため適応外にすべきとされる．その他，術後の嚥下機能への障害を考え，中咽頭癌切除の場合，切除範囲は咽頭後壁の軟口蓋の1/2以上，舌根の 1/2 以上を超えないような範疇に留めるべきともされる[18]．

文　献

1) Steiner W：Results of curative laser microsurgery of laryngeal carcinomas. Am J Otolaryngol, **14**：116-121, 1993.
2) Werner JA, Dunne AA, Folz BJ, et al：Transoral laser microsurgery in carcinomas of the oral cavity, pharynx, and larynx. Cancer Control, **9**：379-386, 2002.
3) Verro B, Greco G, Chianetta E, et al：Manage-

ment of Early Glottic Cancer Treated by CO_2 Laser According to Surgical-Margin Status : A Systematic Review of the Literature. Int Arch Otorhinolaryngol, **25** : e301-e308, 2021.

4) Yang J, Xie Z, Seyler BC : Comparing KTP and CO_2 laser excision for recurrent respiratory papillomatosis : A systematic review. Laryngoscope Investig Otolaryngol, **7** : 970-981, 2022.

5) Zeitels SM, Burns JA : Oncologic efficacy of angiolytic KTP laser treatment of early glottic cancer. Ann Otol Rhinol Laryngol, **123** : 840-846, 2014.

6) Sjögren E : Transoral Laser Microsurgery in Early Glottic Lesions. Curr Otorhinolaryngol Rep, **5** : 56-68, 2017.
　Summary Tis～T2の声門癌に対してTLMのほうが放射線治療よりも喉頭温存率が良好であった.

7) 梅野博仁, 栗田 卓, 千年俊一ほか：咽喉頭疾患に対するTransoral CO_2 laser microsurgery. 耳展, **57** : 308-315, 2014.

8) Muto M, Nakane M, Katada C, et al : Squamous cell carcinoma in situ at oropharyngeal and hypopharyngeal mucosal sites. Cancer, **101** : 1375-1381, 2004.

9) Kishimoto Y, Sogami T, Uozumi R, et al : Complications After Endoscopic Laryngopharyngeal Surgery. The Laryngoscope, **128** : 1546-1550, 2018.

10) 山下 拓, 岡本旅人, 加納孝一ほか：中・下咽頭癌に対する経口的治療. 日耳鼻会報, **122** : 750-756, 2019.

11) Kishimoto Y, Tateya I, Funakoshi M, et al : Endoscopic laryngopharyngeal surgery for hypopharyngeal lesions. Oral Oncol, **106** : 104655, 2020.
　Summary ELPSで抗血小板薬／抗凝固薬内服は術後出血の, 梨状陥凹病変は皮下気腫のリスク因子だがいずれも対処可能な合併症である.

12) 塩谷彰浩：経口的喉頭・下咽頭部分切除術. 耳鼻臨床, **101** : 68-69, 2008.

13) Imanishi Y, Ozawa H, Sakamoto K, et al : Clinical outcomes of transoral videolaryngoscopic surgery for hypopharyngeal and supraglottic cancer. BMC Cancer. https://doi.org/10.1186/s12885-017-3396-0

14) Tomifuji M, Araki K, Uno K, et al : Transoral videolaryngoscopic surgery for laryngeal and hypopharyngeal cancer—Technical updates and long-term results. Auris Nasus Larynx, **47** : 282-290, 2020.

15) Tomifuji M, Araki K, Yamashita T, et al : Transoral videolaryngoscopic surgery for oropharyngeal, hypopharyngeal, and supraglottic cancer. Eur Arch Otorhinolaryngol, **271** : 589-597, 2014.

16) 冨藤雅之, 山下 拓, 荒木幸仁ほか：Transoral videolaryngoscopic surgery(TOVS)における手術の適応と限界. 口咽科, **28** : 29-35, 2015.

17) Weinstein GS, O'malley BW, Hockstein NG : Transoral robotic surgery : supraglottic laryngectomy in a canine model. Laryngoscope, **115** : 1315-1319, 2005.

18) Rao KN, Gangiti KK : Transoral Robotic Surgery. Indian J Surg Oncol, **12** : 847-853, 2021.

19) Yeh DH, Tam S, Fung K, et al : Transoral robotic surgery vs. radiotherapy for management of oropharyngeal squamous cell carcinoma—A systematic review of the literature. Eur J Surg Oncol, **41** : 1603-1614, 2015.
　Summary 中咽頭扁平上皮癌に対するTORSと化学放射線療法を比較すると, 治療効果に差はないが, 機能温存の面で優れている可能性が示唆された.

20) Tsang RK, Chan WCP, Holsinger FC, et al : Long-term results of robotic-assisted nasopharyngectomy for recurrent nasopharyngeal carcinoma. Head Neck, **44** : 1940-1947, 2020.

21) Mella MH, Chabrillac E, Dupret-Bories A, et al : Transoral Robotic Surgery for Head and Neck Cancer : Advances and Residual Knowledge Gaps. J Clin Med, **12** : 2303, 2023.

MB ENT, 291：7-15, 2023

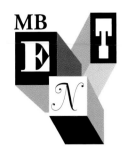

◆特集・頭頸部外科領域における鏡視下・ロボット支援下手術

Transoral laser microsurgery (TLM)の手術手技とコツ

千年俊一[*1]　栗田　卓[*2]

Abstract CO_2レーザーを用いた顕微鏡下の直達喉頭鏡手術(transoral laser microsurgery：TLM)は，咽喉頭の器質的疾患に対して有用な治療手段である．TLM は特に声門癌に対してその利点が生かされるが，声門上癌，中・下咽頭癌，喉頭乳頭腫などの病変だけでなく，TLM の手技を応用した嚥下障害に対する内視鏡下輪状咽頭筋切除術においても利用価値が高い．TLM の欠点とされる視軸方向に限定された視野と操作性は，技能を向上させることにより十分克服できる．また，咽喉頭の inside-out anatomy を理解することで，TLM の利点を生かしつつ繊細で確実な手術が行える．本稿では喉頭癌，下咽頭癌，嚥下障害に対するマイクロマニピュレーターを介した CO_2レーザーを用いた TLM の手技を解説した．

Key words レーザーを用いた経口的顕微鏡下微細手術(transoral laser microsurgery)，マイクロマニピュレーター(micromanipulator)，炭酸ガスレーザー(CO_2 laser)，喉頭癌(laryngeal cancer)，下咽頭癌(hypopharyngeal cancer)，輪状咽頭筋切断術(cricopharyngeal myotomy)

はじめに

喉頭の直接観察は直達喉頭鏡を紹介した 1912 年の Killian[1] の報告に始まる．その後，1960 年に直達喉頭鏡に手術顕微鏡を組み合わせて術野の拡大視が可能になり[2]，顕微鏡下手術は microlayngoscopy という手技として器具の開発と手技の改良が進められ，本邦では 1966 年に斎藤ら[3] が導入したことで広まった．炭酸ガス(CO_2)レーザーの使用は，1972 年の Strong ら[4] の喉頭への臨床応用の報告に始まり，本邦では 1978 年に Mihashi ら[5] が導入し普及した．現在まで，CO_2レーザーを用いた経口的顕微鏡下手術(transoral laser microsurgery：TLM)は，咽喉頭の器質的疾患に対して有用な治療手段となっている．近年開発された他の経口的術式に比べて，TLM は顕微鏡下の直線的な視野と操作，止血能での欠点が取り上げられるようになったが，熱による組織障害が少なく，

感電による神経障害がなく，繊細な手術が可能であり，軟骨などの硬組織の切除に優れるなどの利点は多い．TLM は特に声門癌に対してその利点が生かされるが，声門上癌，中・下咽頭癌，喉頭乳頭腫などの病変だけでなく，TLM の手技を応用した嚥下障害に対する内視鏡下輪状咽頭筋切除術[6] においても利用価値が高い．顕微鏡下の CO_2レーザーの照射方法には，マイクロマニピュレーターを用いる方法とハンドピースを用いる方法とがあり，前者は後者に比べて格段に操作性がよく，繊細な手術が行える．本稿では，マイクロマニピュレーターを用いた TLM について，手術準備から局所解剖を基にした手術手技とコツを中心に解説する．

手術準備

1．手術室の配置(図 1-A)

当院での手術室では，術者の右側に器械台と直

[*1] Chitose Shun-ichi, 〒830-0011 福岡県久留米市旭町 67　久留米大学医学部耳鼻咽喉科・頭頸部外科学講座，教授

[*2] Kurita Takashi, 同，助教

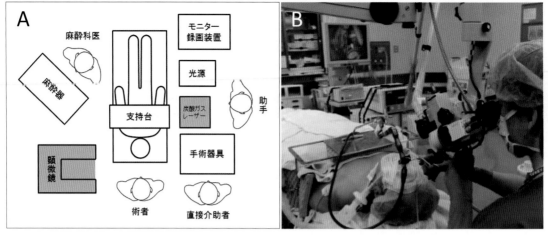

図 1. CO_2レーザーを用いた transoral laser microsurgery（TLM）
A：当院での手術室の配置
B：マイクロマニピュレーターを介した TLM の手術風景

表 1. 操作距離 400（mm）でのルミナスレーザー（30C）＋マニピュレーター（A-1）の
レーザー光スポットサイズ

デフォーカス スケール	最小	1	2	3	4	5	6	7	8	9	10
スポットサイズ直径（mm）	0.27	0.50	0.77	1.04	1.30	1.60	2.17	2.77	3.30	3.90	4.60

接介助者が入る．気管内チューブは左口角での固定を行い，患者の左下方にて全身麻酔管理を行う．CO_2レーザーは顕微鏡と互いのアーム部分が干渉しないように，相対するように配置する．手術助手は，光源，録画装置，CO_2レーザーなどの器具の調整を行う．

2．視野展開

切除する病変の部位によって頭位を変える必要がある．下咽頭や食道入口部を観察，操作する場合は円座のみで頭部を固定する．声帯病変ではやや頭位を高くし，逆に中咽頭病変では頭位を低くする．全身麻酔下に直達鏡を経口的に挿入し目的の部位を展開した後，術者が直達鏡を通して斜め下方に病変を見下ろすように顕微鏡下での視野を確保する．CO_2レーザーの誤照射から保護するために，直達鏡周囲の口唇を含めた顔面を濡れたガーゼで覆う．

3．執刀前の準備（図 1-B）

手術用顕微鏡にマイクロマニピュレーター（Lumenis Acuspot™ CO_2 laser micromanipula-tor）を装着し，これに CO_2レーザー（波長 10.6 μm の赤外光）のアーム先端を取り付ける．顕微鏡下に病変を明視下に置き，ラリンゴ用鉗子に挟んだ綿球で病変を直接触診し，標的の硬さと可動性を確認し，その深部浸潤の程度を予測する．癌の場合は，1.5% ヨードを塗布し不染帯として現われる腫瘍範囲を確認する．マイクロマニュピレーターを介して術野に CO_2レーザーを導光する．顕微鏡レンズの焦点距離が 400 mm であれば，焦点の直径を 0.27〜4.60 mm に変換できる（表 1）．繊細な手技を要する声帯病変は，出血しにくい部位であることからも小さな焦点径（最小 0.27 mm）で通常 2 watt の superpulse（SP）連続照射モードを使用する．他の出血しやすい部位などは焦点径をややデフォーカスに調整して 2〜6 watt の continuous wave（CW）連続照射モードを使用する．SP モードはレーザー照射が細かく（500 Hz），on と off を繰り返すため光毎の電力ピークが高い．つまり，SP モードは組織の切れ味がよく熱損傷も少ないため，粘膜の浅い部分など出血の危険性

の少ない部分の使用に適している．一方，CW
モードは設定した電力が切れ目なく常に同じレベ
ルで照射されるため凝固止血に適している．麻酔
管理中の高濃度酸素や亜酸化窒素の存在下では，
CO_2レーザー照射による気管内チューブの破損に
よって，急激な燃焼による熱傷や塩化水素ガスを
はじめとする腐食性および毒性のある燃焼ガスが
発生する危険性がある．不燃性のステンレス製
チューブや生理食塩水でシールするダブルカフの
備わったレーザー手術用気管内チューブを使用で
きるが，可撓性が十分でなく硬性直達鏡との相性
が悪い．当科では麻酔管理に支障のない範囲で細
径のワイヤーリング気管内チューブを用いてい
る．特に，声門付近のレーザー照射が必要になる
場合には，声門下に生食ガーゼ（ベンシーツ®な
ど）を留置し，カフの破損や喉頭気管組織の不要
な熱損傷を防止する．咽喉頭鏡には専用の排煙管
があることが多いが，使用できない場合は経鼻的
に吸引チューブの先を咽頭内に挿入し排煙する．

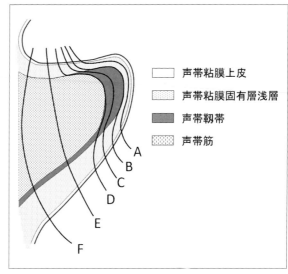

図 2．平野らによるレーザー切除術の分類
経口的声帯切除の分類は，European Laryngological
Society（ELS）の分類[12]の他に，当院では層切除の分
類がより詳細に表された平野らの分類[8]を用いている
A：Part of superficial lamina propria
B：Entire superficial lamina propria
C：Part of vocal ligament
D：Entire vocal ligament
E：Part of muscle
F：Cordectomy
（文献 8 より引用・一部改変）

図中凡例：
声帯粘膜上皮
声帯粘膜固有層浅層
声帯靱帯
声帯筋

疾患別 TLM

1．喉頭癌に対する TLM

1）手術適応

声門癌 T1，T2 症例および声門上癌 T1 症例が
TLM のよい適応である（照射後再発例を含む）[7]．
腫瘍の一塊切除が原則であるが，声帯筋の広い切
除，前交連を跨ぐ切除，両側声帯の切除などでは
著しい音声障害をきたす．喉頭外，声門下への進
展を伴う軟骨浸潤のある症例は適応外になる．

2）手術解剖

声門癌に対する TLM では，声帯層構造の理解
が重要である（図2）[8]．声帯深部の切除では声帯靱
帯（声帯粘膜中間層〜深層）がよい指標となる．声
帯靱帯は声帯遊離縁付近でもっとも明瞭である
が，声帯外側には存在しないため，その境界に注
意する．声帯上面の外側では喉頭室付近の視野を
確保する目的で仮声帯を切除することもあるが，
喉頭室は声帯膜様部中央の外側でもっとも深く，
前交連や声帯突起付近の外側では浅い．すなわ

ち，声帯前後での外側視野の確保に仮声帯切除の
必要はない．また，声帯遊離縁から声帯下面にか
けて粘膜固有層は腺組織が多く厚くなる．よって
声帯遊離縁から声帯靱帯を指標に声帯下面の切除
を行うと粘膜欠損が大きくなる．

3）手術手技とコツ

① 声門癌

声帯粘膜上皮に限局する病変であれば，病変周
囲粘膜に 1〜2 mm の安全域を設定し，深部では
声帯靱帯を指標に粘膜固有層浅層から上皮を剥離
するように腫瘍切除を行う．切除の際には病変周
囲の安全域の粘膜を片手の鉗子で把持し，視軸方
向に対して組織が垂直になるようにカウンタート
ラクションをかけ，他方の手でマニピュレー
ターのレーザー焦点レバーを操作し切除を進める
（図3）．前述の如く声帯上面の外側付近で声帯靱
帯を温存する粘膜切除を行う場合は声帯遊離縁方
向へ声帯靱帯を見逃さないよう注意を払う．声帯
粘膜上皮から声帯靱帯までの切除であれば，声帯

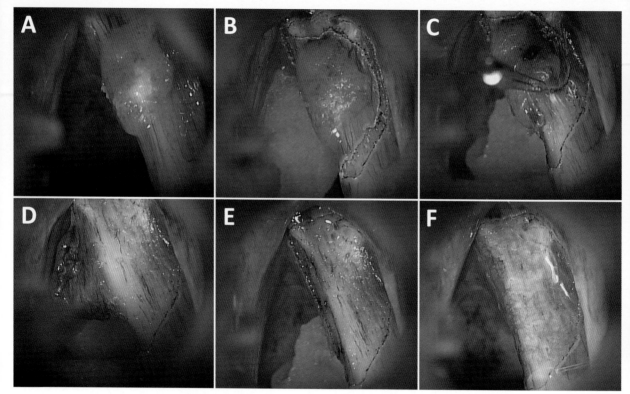

図 3. 声門癌に対する transoral laser microsurgery

声帯粘膜固有層浅層内での切除（ELS 分類[12]の Type I 切除，平野分類[8]の Type A 切除）

A：右声帯膜様部に表面不整な声門癌 T1a 病変を認める．腫瘍の進展範囲を確認し，深達度を予想する

B：腫瘍周囲に 1〜2 mm の安全域を設定し，レーザー照射を開始する

C：病変周囲の安全域粘膜を片手の鉗子（アリゲーター鉗子）で把持し，視軸方向に対して組織が垂直になるように カウンタートラクションをかけ，他方の手でマニュピュレーターのレーザー焦点レバーを操作し切除を進める

D：粘膜固有層浅層は声帯遊離縁から声帯下面にかけて腺組織が多く厚くなるため，切除の際に粘膜欠損が大きく ならないように注意する

E：声帯粘膜固有層浅層の部分切除の後，声帯靱帯上を走行する血管が確認できる

F：ポリグリコール酸シートのパッチワーク法で創部を被覆する

上皮から声帯靱帯までのそれぞれにおける層切除を心がける．ただし，声帯靱帯と声帯筋の層境界は明瞭ではない．声帯筋層へ浸潤している場合は，腫瘍周囲粘膜に 2 mm 以上の安全域を設定し，腫瘍の浸潤に応じて声帯筋を切除する．喉頭室や声帯筋に深く浸潤している場合は，仮声帯を含めて傍声門間隙の層で声帯を切除する．ただし，喉頭室は声帯膜様部中央の外側でもっとも深く，前交連や声帯突起付近の外側では浅いため，声帯膜様部前方または後方に限局する腫瘍では外側の視野確保のための仮声帯切除の必要性は少ない．

病変部位が大きい場合や病変が複数ある場合には，喉頭鏡の位置を変えて視野を確保するだけで

なく，用手での頸部圧迫により前後左右に視野をずらして対応する．前交連付近を操作する場合は，極端に喉頭鏡を展開しすぎても声帯前方の視野は変わらないばかりか，声帯が伸長してしまい自然な声帯位で病変を操作できなくなることがある．前交連喉頭鏡を利用できない場合には，輪状軟骨弓部付近を用手で圧迫し視野を確保できる．声帯下面を操作する場合には，声帯膜様部上面外側を鉗子で圧迫する．または声帯を軽く押すように喉頭鏡の先を声門まで進めると，声帯膜様部が翻転し声帯下面の視野が良好になる．

高周波電気凝固装置による止血は，電気刺激で術後声帯麻痺を生じる危険性があるので極力避けたい．声門癌における声帯筋までの切除であれば

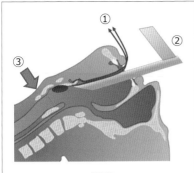

図 4.
声門上癌に対する transoral laser microsurgery の工夫
① 喉頭鏡下で喉頭蓋に 4-0 ナイロン糸を通す（A～C）．糸を口側に軽く牽引し（D），一度喉頭鏡を抜く
② 舌正中に沿わせた牽引糸を喉頭鏡で挟むように再挿入すると，喉頭蓋が翻転せず喉頭前庭が確認できる（E）
③ 頸部から用手で喉頭を圧迫すると，喉頭前庭の腫瘍を切除しやすい．喉頭蓋喉頭面の声門上癌 T1 病変を切除後にポリグリコール酸シートを貼付した（F）
（文献 9 より引用し，一部改変）

● ：腫瘍
←→ ：ナイロン糸
⇨ ：圧迫

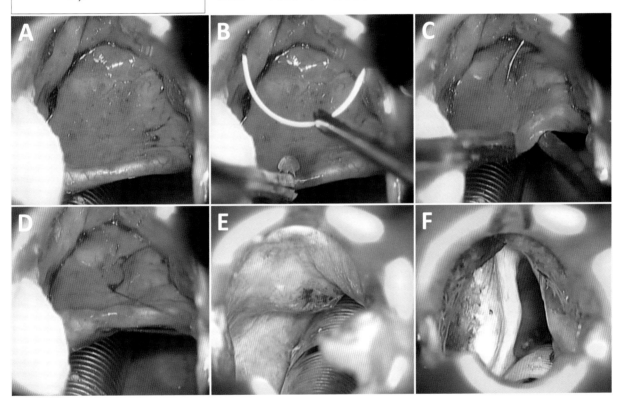

レーザーによる止血で十分である．必要に応じてレーザー焦点をデフォーカスにして凝固能を高めるのがよい．ただし，前交連上方の深部，傍声門間隙，披裂部付近は上喉頭動脈からの分枝が走行しているため，切除の際にレーザーによる止血が困難となる場合があるため，止血に高周波電気凝固装置を利用する．術後出血や瘢痕形成の防止，術後疼痛の軽減を目的に，ポリグリコール酸シートとフィブリン糊で創部を被覆することもできるが，術後に脱落しないようにする（図3）．

② 声門上癌

直達喉頭鏡もしくは Weerda 型拡張式喉頭鏡を経口的に挿入し声門上部を展開する．特に病変が喉頭蓋喉頭面に存在する場合は，喉頭蓋先端を喉頭鏡で固定できず喉頭蓋が喉頭側へ翻転し視野の確保が難しくなる．その場合は，喉頭鏡下に喉頭蓋先端の正中付近の病変のない部分にナイロン糸を通し，この糸を舌正中から口側に軽く牽引しつつ，再度喉頭展開すると喉頭蓋喉頭面の視野を確保しやすい（図4）[9]．加えて，頸部を用手圧迫す

る，喉頭鏡を前後左右に視野をずらすなど，標的と周囲の安全域を確認しつつ切除を進める．

2．下咽頭癌に対する TLM

1）手術適応

下咽頭癌 T1，T2 症例がよい手術適応であるが，術前化学療法が奏効した一部の T3 症例も手術適応となる．TLM は特に梨状陥凹型癌，後壁型癌に対して有効であるが，視軸方向での操作に限定されるため輪状後部正中を超える切除を要する癌に対しては腫瘍の一塊切除が難しい．頸部食道癌や腫瘍が喉頭外に進展した症例では，咽頭瘻孔や大血管損傷などの重篤な合併症を生じる危険性がある．

2）手術解剖

下咽頭は部位によって粘膜と粘膜下の層構造が異なるため，内から外への層構造，神経，血管，間隙の位置関係を中心とした解剖（inside-out anatomy）を理解することが重要である（図5）[10]．これにより，喉頭癌と同様，下咽頭癌に対して繊細な TLM 手技が可能になる．

3）手術手技とコツ

Weerda 型拡張式喉頭鏡を経口的に挿入し下咽頭を展開し，顕微鏡下に腫瘍を明視下に置く（図6）．腫瘍が上皮内に限局するような表在癌であれば，必要に応じて粘膜固有層内に浸潤麻酔をする．病変周囲粘膜に数 mm の安全域を設定し，粘膜固有層で剥離と切除を行う．浸潤癌であれば，5 mm 以上の安全域を設定し，粘膜固有層，筋層，軟骨膜，軟骨あるいは深部の軟部組織のいずれかの層で切除する（図5）．ただし，すべてをレーザー切除するわけではなく，病変の辺縁粘膜を鉗子で把持し，綿球で層を剥離する操作も有用である．このような両手の鉗子操作を行う際に，レーザーの照射位置を固定しておき，視軸方向に対して組織が垂直になるようカウンタートラクションをかけて組織を照射し切離することもできる．「両手の鉗子による把持や吸引操作と同時に片足（フットペダル）によるレーザー照射ができる」ことは，TLM の最大の長所といえる．また，頸部

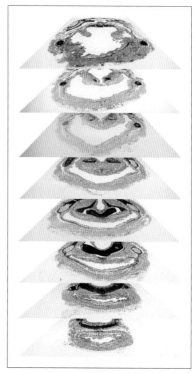

図 5．大切片連続段階標本による下咽頭の立体解剖（Elastica van Gieson 染色）

下咽頭癌に対する transoral laser microsurgery における解剖学的要点を以下に示す

1. 甲状咽頭筋の内側には，筋膜を介した筋層（耳管咽頭筋，口蓋咽頭筋）がある．同 2 筋は後方正中になるにつれ甲状咽頭筋との境界が不明瞭になる
2. 甲状軟骨板と甲状軟骨上角の間には咽頭収縮筋が欠けており，外側から上喉頭動静脈と上喉頭神経内枝が入り梨状陥凹前方へ走行する
3. 耳管咽頭筋，口蓋咽頭筋の筋膜はそれぞれ甲状軟骨板の外側縁から甲状軟骨の内膜，外膜へと続く
4. 梨状陥凹前外側の粘膜下は筋層がなく甲状軟骨がある．梨状陥凹前方は傍声門間隙であり粘膜固有層が深い
5. 梨状陥凹内側と輪状後部は，粘膜上皮—粘膜固有層—筋層—軟骨の多層構造をもつ

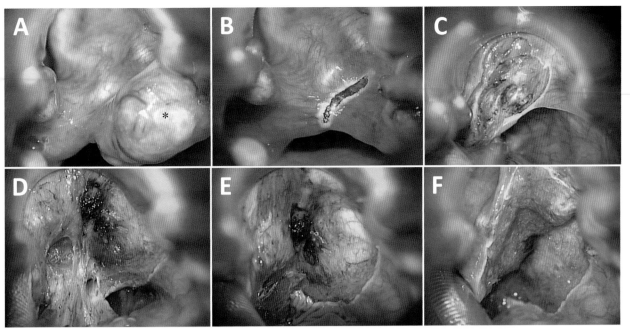

図 6. 下咽頭癌に対する transoral laser microsurgery（右梨状陥凹型癌 T2 症例）

A：Weerda 型拡張式喉頭鏡を経口的に挿入し，右披裂部後面〜右梨状陥凹に主座を置く腫瘍（＊）を顕微鏡下に明視する

B：ルゴール不染帯から安全域を設定し粘膜切離を開始する

C：病変周囲の安全域粘膜を片手の鉗子で把持し，視軸方向に対して組織が垂直になるようにカウンタートラクションをかけ，他方の手でマニュピュレーターのレーザー焦点レバーを操作し切除を進める

D：喉頭鏡を右梨状陥凹に少し進めて展開し，外側では甲状軟骨右板を温存し，内側では右輪状披裂関節と内喉頭筋を温存する

E：腫瘍切除後の創部の状態

F：ポリグリコール酸シートのパッチワーク法で創部を被覆する

を外側から圧迫や喉頭鏡のこまめな視野変換を加えることで，視野確保が困難な部位や解剖学的に複雑な部位にも対応可能である．

　途中で露出する大きめの血管あるいはレーザーでの止血困難な出血に対しては，吸引付きの高周波電気凝固装置を用いて止血する．術後出血や瘢痕形成の防止，術後疼痛の軽減を目的に，ポリグリコール酸シートとフィブリン糊で創部を被覆する

3．嚥下障害に対する TLM

1）手術適応

　食道入口部の開大障害による嚥下障害症例がよい適応である．内視鏡下輪状咽頭筋切断術（ECPM）は，TLM の手技を利用した低侵襲な嚥下機能改善手術である[6]．経口的に食道入口部括約筋としての機能をもつ輪状咽頭筋を切断あるいは切除することにより，食道入口部を常時弛緩させて食物通過を容易にする．

2）手術解剖

　下咽頭〜頸部食道にかけた解剖（inside-out anatomy）を理解することが重要である（図 5）[10]．

3）手術手技とコツ[11]

　Weerda 型拡張式喉頭鏡あるいは拡張式憩室鏡を経口的に食道入口部へ進め，輪状咽頭筋の粘膜下隆起を確認する（図 7）．まず，粘膜下隆起の立ち上がりから頂点まで縦に粘膜切開する．粘膜固有層の血管を処理し，その直下に輪状咽頭筋を確認する．輪状咽頭筋に鉗子で緊張をかけて CO_2 レーザーで同筋を可及的に広く縦に切断あるいは切除する．その際に輪状咽頭筋の背面の頬咽頭膜を温存する．食道入口部が十分に開大することを観察しながら，粘膜下隆起がなくなるまで輪状咽頭筋の斜部や一部の食道筋を含めて切除する．縦に切開した食道入口部粘膜は，4-0 吸収糸を使用し水平に縫合すると食道入口部を広く形成する．

　粘膜固有層に存在する静脈叢から出血をきたす

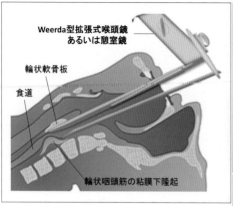

図 7.
内視鏡下輪状咽頭筋切除術の手術手順

A：拡張式喉頭鏡で輪状後部を前方に持ち上げ視野展開し，輪状咽頭筋の粘膜下隆起を確認する

B：輪状咽頭筋の粘膜下隆起の立ち上がりから頂点までの粘膜正中を，CO_2レーザーで縦に切開する

C：粘膜固有層の直下に水平に線維が走る輪状咽頭筋の横部を確認する

D：輪状咽頭筋に緊張をかけCO_2レーザーで筋の上方から切除する

E：輪状咽頭筋の粘膜下隆起がなくなるまで同筋の斜部や食道筋を含めてCO_2レーザーで切除と蒸散を行う

F：4-0吸収糸で縦切開した粘膜を水平に縫合し，食道入口部を広く形成する

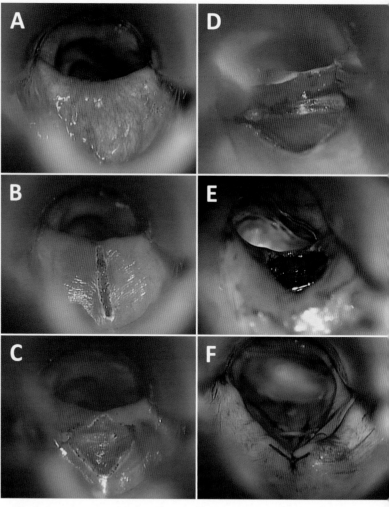

ことがある．CO_2レーザーを焦点径0.5〜3 mm程度の defocused beam により止血できる場合もあるが，止血困難な場合は吸引付きの高周波電気凝固装置を用いる．術後出血や死腔形成予防を目的に，ポリグリコール酸シートとフィブリン糊で創部を被覆する．

まとめ

喉頭癌，下咽頭癌，嚥下障害に対するCO_2レーザーを用いたTLMの手技とコツを解説した．TLMの欠点とされる視軸方向に限定された視野と操作性は，技能を向上させることにより十分克服できる．剝離操作や止血操作においてはCO_2レーザーの使用にこだわる必要はない．咽喉頭のinside-out anatomyを理解することで，TLMの利点を生かしつつ繊細で確実な手術が行える．

文 献

1) Killian G：Die Schwebelaryngoskopie. Arch Laryngol Rhinol（Berlin）, **26**：277, 1912.
2) Scalco AN, Shipman WF, Tabb HG：Microscopic suspension laryngoscopy. Ann Otol Rhinol Laryngol, **69**：1134-1138, 1960.
3) 斎藤成司，荻野巳人，石倉幹雄ほか：喉頭内視鏡下の MICROSURGERY． 日気食会報, **17**：253-266, 1966.
4) Strong MS, Jako GJ：Laser surgery in the larynx. Early clinical experience with continuous CO_2 laser. Ann Otol Rhinol Laryngol, **81**：791-798, 1972.
5) Mihashi S, Jako GJ, Incze J, et al：Laser surgery in otolaryngology：Interaction of CO_2 laser and soft tissue. Ann N Y Acad Sci, **267**：263-294, 1976.
6) Chitose S, Sato K, Hamakawa S, et al：A new paradigm of endoscopic cricopharyngeal myot-

omy with CO_2 laser. Laryngoscope, **121**：567-570, 2011.

Summary 嚥下障害に対する低侵襲な術式,内視鏡下輪状咽頭筋切断術における筋切除と食道粘膜の形成術の有効性が示されている.

7) 千年俊一, 梅野博仁, 佐藤公則ほか：早期声門癌に対する Transoral Laser Microsurgery. 喉頭, **27**：91-96, 2015.

8) 平野 実, 川崎 洋, 平出芳生ほか：喉頭癌に対する CO2 レーザー手術. 日耳鼻会報, **87**：293-297, 1984.

9) 千年俊一：喉頭腫瘍に対するレーザー治療. 耳喉頭頸, **89**：822-829, 2017.

10) Chitose S, Sato K, Fukahori M, et al：Histoanatomical characteristics to increase the success in transoral surgery for hypopharyngeal cancer. Laryngoscope, **126**：1783-1789, 2016.

Summary 咽喉頭組織大切片を基に, 経口的咽喉頭手術での内腔から外側に向けた局所組織解剖(inside-out anatomy)が詳細に解説されている.

11) 千年俊一：嚥下障害に対する新たな低侵襲アプローチ法—炭酸ガスレーザーによる内視鏡下輪状咽頭筋切断術—. 光アライアンス, **29**：40-43, 2018.

12) Remacle M, Van Haverbeke C, Eckel H, et al：Proposal for revision of the European Laryngological Society classification of endoscopic cordectomies. Eur Arch Otorhinolaryngol, **264**：499-504, 2007.

好評

よくわかる 耳管開放症

―診断から耳管ピン手術まで―

著者

小林俊光　池田怜吉 ほか

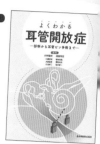

2022年5月発行　B5判　284頁　定価8,250円（本体7,500円＋税）

耳管開放症とは何か…病態や症状、検査、診断に留まらず、耳管の構造、動物差まで、現在までに行われている本症の研究の全てと世界初の耳管開放症治療機器「耳管ピン」の手術やその他治療法についても紹介し、耳管開放症を網羅した本書。研究の歴史や機器開発の過程なども余すところなく掲載し、物語としても楽しめる内容です。目の前の患者が耳管開放症なのか、そして治療が必要な症状なのか、診療所での鑑別のためにぜひお役立てください。

目次

全日本病院出版会　〒113-0033 東京都文京区本郷 3-16-4　Tel:03-5689-5989
www.zenniti.com　Fax:03-5689-8030

MB ENT, 291 : 17-25, 2023

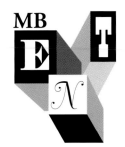

◆特集・頭頸部外科領域における鏡視下・ロボット支援下手術

Endoscopic laryngopharyngeal surgery(ELPS)の手術手技とコツ

渡部佳弘*

Abstract 咽喉頭癌に対する低侵襲治療であるELPSは，彎曲した直達喉頭鏡で咽喉頭を展開し，消化器内視鏡などの内視鏡観察下に彎曲した鉗子と針電極メスを両手操作により腫瘍を切除する術式である．鏡視下手術の鉗子類の特有な操作に加え彎曲した器具と内視鏡の干渉を回避しつつ行う手術操作は，比較的難易度が高く，その手技を習得するためには修練を要す．粘膜切開ではマリアブル針電極メスを，凝固止血ではサクションコアギュレーターを用いるが，高周波出力装置の適切なモード設定との組み合わせで使用することにより，出血を最小限にコントロールすることが可能になる．術後合併症の咽頭狭窄は，咽喉頭腫瘍切除後の切除創にトリアムシノロンアセトニドを局所注射することで回避できる．その咽頭狭窄予防効果は，音声や嚥下の咽喉頭機能を維持し患者のQOLに貢献する．

Key words 内視鏡下経口的咽喉頭悪性腫瘍手術(transoral endoscopic head and neck surgery)，ELPS(endoscopic laryngo-pharyngeal surgery)，咽喉頭表在癌(head and neck superficial laryngo-pharyngeal cancer)，内視鏡診断(endoscopic diagnosis)，電気メス(electrosurgical unit)，咽頭狭窄予防(pharyngeal stenosis prevention)

ELPSは，彎曲した直達喉頭鏡により咽喉頭を展開し，消化器内視鏡医によって高解像度の消化器内視鏡観察下に，耳鼻咽喉科頭頸部外科医が鉗子や針電極メスなどを両手で操作して咽喉頭表在癌を経口的に切除する方法として佐藤らによって開発された術式である[1]．

また，近年の消化器内視鏡診断技術の進歩によって咽喉頭粘膜病変の指摘が増しており，耳鼻咽喉科頭頸部外科への精査依頼の増加とともに，鏡視下咽喉頭腫瘍手術の機会も増している．しかし，ELPSの手術手技は，彎曲した直達喉頭鏡によって展開された術野であることに加え，アクセスルートの狭い口腔から挿入する内視鏡と彎曲した鉗子などが干渉することもあり，その操作はやや難易度が高く習得するには修練を要す．

食道表在癌に対する粘膜下層切除術(endoscopic submucosal dissection：ESD)は，消化器内視鏡のみで消化管粘膜の切除を行うが，そこで使用される処置具や高周波出力装置のモードを適切に選択することで，粘膜下切除や出血への対応も確実にでき，確立された手技となった．ELPSは，消化管の内視鏡手術であるESDから派生した手技である．しかし，ELPSのみならず鏡視下咽喉頭悪性腫瘍手術において，鉗子などの器具や高周波出力装置の切開や凝固のモードを適切に選択することは，病変切除の際の出血を最小限にし，安全な切除と出血時の確実な凝固止血を可能にする．

本稿では，咽喉頭癌に対する低侵襲治療である鏡視下咽喉頭悪性腫瘍手術のELPSについて[2]，症例を提示しながら手術器具や高周波出力装置の切開凝固モード，周術期の管理なども交えて実際の手術手技やコツを述べる．

* Watanabe Yoshihiro, 〒286-8520 千葉県成田市畑ケ田852　国際医療福祉大学医学部，講師(成田病院耳鼻咽喉科頭頸部外科)

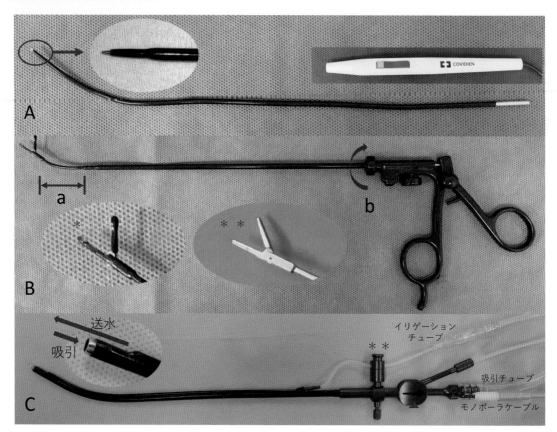

図 1.

A：リユーザブル柔軟性高周波ナイフ．コーティング部分は自在に曲げることが可能であり，既存のペンホールドタイプの電気メスに装着することができる

B：回転式マリアブル鉗子．a：先端の把持部から 30 mm の部分(両矢印)を自在に彎曲することができる．b：回転させることが可能

C：送水機能付きサクションコアギュレーター．ガイドチャンネル(矢印)から，消化器内視鏡用の処置器具を通すことが可能．図では内視鏡用注射針(＊)を通している．先端の拡大図は吸引とイリゲーションの方向を矢印で示している．吸引圧調整の窓(矢尻)とイリゲーションボタン(＊＊)にイリゲーションチューブを通している

ELPS 用の器具と手術手技の修練

　ELPS 鉗子類の操作は，鏡視下手術操作に特有な支点を起点にした手元の動きとモニターに映し出された鉗子先端の動きが逆になることに加えて，彎曲した先端部の動作も考慮するために，直な器具を用いた鏡視下手術(transoral videolaryngoscopic surgery：TOVS や transoral laser microsurgery：TLM)の操作よりも難度が高く，高度な技術が求められる．そのため，彎曲した鉗子と針電極メスを両手で操ることによる粘膜の確実な把持と切除は，彎曲した直達喉頭鏡で展開された腔と彎曲した鉗子類の独特な動きの手術操作であり，その手技を習熟するためには修練を要

す．そこで，我々は咽喉頭の良性腫瘤に対してもELPS を行うことを可能にする低コストかつリユーザブルな先端が曲げられるマリアブル器具(図1，リユーザブル柔軟性高周波ナイフ，回転式マリアブル鉗子，送水機能付きサクションコアギュレーター)を開発し，咽喉頭の悪性腫瘍の切除から修練を積むのではなく，喉頭蓋嚢胞や乳頭腫に対しても ELPS の手術手技の修練を行っている[3]．また，これらの器具は適切な設定による高周波出力装置との組み合わせにより，出血を最小限にコントロールすることが可能になる(図2)．喉頭蓋嚢胞に対して ELPS による手技で摘出した所見を図3に示す．

VAIO®3 の設定

高周波設定	設定値	デバイス	処置内容
endoCUT® I	1〜2	柔軟性高周波ナイフ	マーキング，粘膜切開
preciseSECT	5	柔軟性高周波ナイフ	粘膜下層・筋層切離
softCOAG®	6	サクションコアギュレーター	止血

図 2.
VIO®3（ERBE）

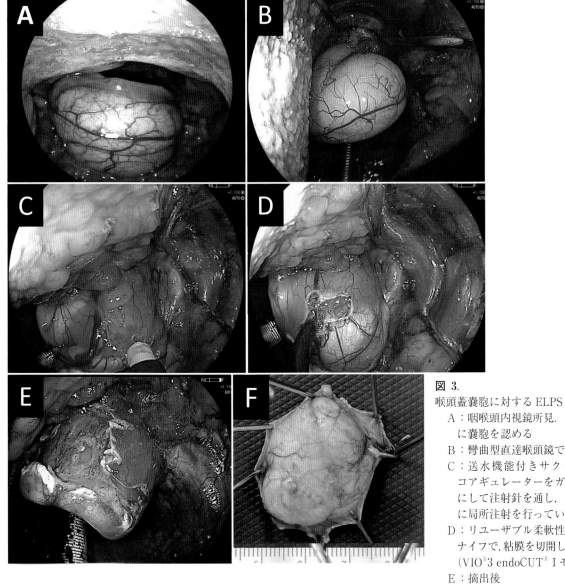

図 3.
喉頭蓋嚢胞に対する ELPS

A：咽喉頭内視鏡所見．喉頭蓋に嚢胞を認める

B：彎曲型直達喉頭鏡で展開

C：送水機能付きサクションコアギュレーターをガイド管にして注射針を通し，粘膜下に局所注射を行っている

D：リユーザブル柔軟性高周波ナイフで，粘膜を切開している（VIO®3 endoCUT® I モード）

E：摘出後

F：嚢胞は破れることなく摘出した

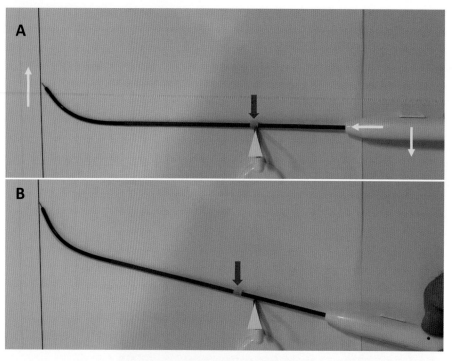

図 4.
彎曲した針電極メスを切り上げる時の操作
　A：オレンジ矢尻を支点にして，針電極メスのマーキング部（赤矢印）は前方に進めながら手元は下方にする
　B：針電極メスのマーキング（赤矢印）は前方に移動している

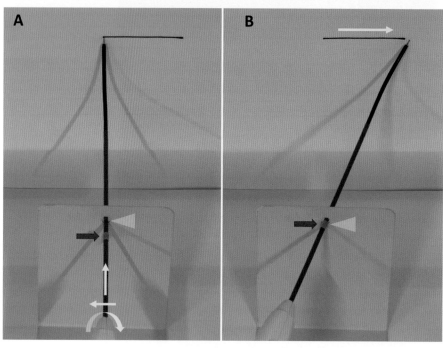

図 5.
彎曲した針電極メスを左右に動かす時の操作
　A：オレンジ矢尻を支点にして，針電極メスのマーキング部（赤矢印）は前方に進めながら手元は下方にする
　B：針電極メスのマーキング（赤矢印）は前方に移動している

　　彎曲した鉗子や針電極メスの先端を目標に沿って動かす際のコツは，器具を挿入する口腔は内視鏡と鉗子とメスの3本の器具が入るために狭く，器具の全体を上下左右にスライドする動作ではなく支点を意識して操作する．そうすることにより，器具の抜き差しの微調整をしながらその支点をずらすことで先端が目標へ到達することができ

る（図4）．また，左右の動きにおいては，器具の回転も加える動作を併用すると有用なこともある（図5）．

ELPS を開始するための準備

1．経口挿管か経鼻挿管の選択

　経口挿管は，下咽頭の病変で選択している．経

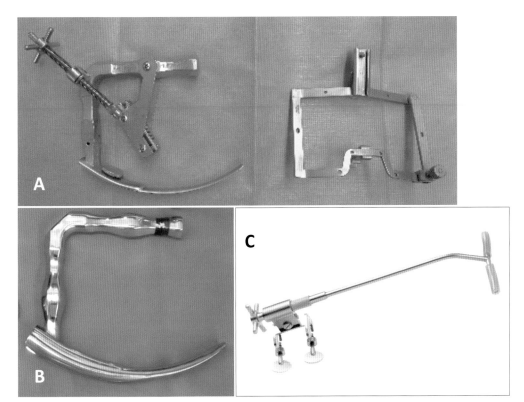

図6. 永島医科器械
A：佐藤式彎曲型開口器付口腔咽喉頭直達鏡
B：佐藤式彎曲型の咽喉頭直達鏡
C：喉頭鏡ホルダー斉藤氏

鼻挿管は，舌根部病変で主に選択するが喉頭内に進展した病変に選択することもある．

2．咽喉頭の展開

佐藤式彎曲型の咽喉頭直達鏡または開口器付口腔咽喉頭直達鏡に喉頭鏡ホルダー斉藤氏（永島医科器械）を用いて咽喉頭を展開する（図6）．開口器付口腔咽喉頭直達鏡では，鉗子類の咽頭へのアクセスルートを確保するために開口を大きくすると下咽頭腔は狭くなるので適度な開口に留める．

3．病変の観察

左下咽頭側壁癌を提示する．佐藤式彎曲型の直達喉頭鏡により咽喉頭を展開したのちに内視鏡による病変の詳細な観察を行う．上部消化管内視鏡（EG-6600Z，富士フイルム）による観察では，通常光，狭帯域光（Linked Color Image：LCI，Blue Light Image：BLI，富士フイルム）観察と拡大視野による腫瘍血管の評価を行う．拡大視では，頭頸部表在癌における食道表在癌の拡大内視鏡分類のような診断基準はなく，食道と咽頭の解剖学的

相違もあるが，その拡大内視鏡分類に準じ腫瘍血管の大小不同やドットや蛇行の有無などを観察することにより，ある程度の病変の深達度を評価することができる（図7-A，B，C）[4]．ルゴール液による咽頭粘膜病変の評価は，噴霧型の散布チューブ（S2816，トップなど）を消化器内視鏡の処置用チャネルまたはガイド管（サクションコアギュレーターなど，図1-C）を通してルゴール液を散布し，1分ほど経過した後に生理食塩水で十分に洗浄し，不染帯およびピンクカラーサインの有無も確認する（図7-D，図8-A）．

ELPS の手技

1．腫瘍切除

腫瘍の占拠部位を確認した後，針電極メス（KD-600/オリンパスやリユーザブル柔軟性高周波ナイフ/フジタ医科器械，図1-A）を用いて腫瘍から5 mm ほど離し VIO®3 の endoCUT® I でマーキングを行う．腫瘍の切除は，粘膜下層に局所注

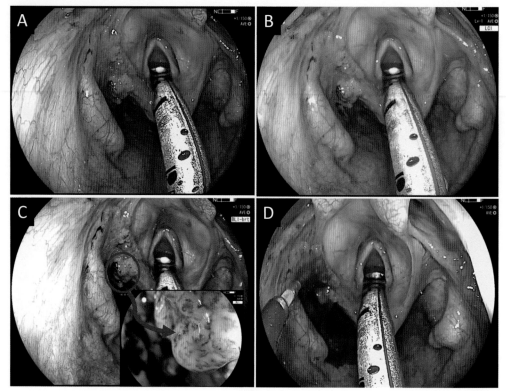

図 7.

彎曲型直達喉頭鏡により咽頭を展開し，上部消化管内視鏡(EG6600，富士フイルム)による観察下に ELPS を行った

A：通常光観察．B，C は狭帯域光観察(B：LCI，C：BLI)．C の拡大観察で食道表在癌の拡大内視鏡分類の B2 血管を確認

D：送水機能付きサクションコアギュレーターをガイド管にして散布チューブを通し，ルゴール液の散布を行っている

射を繰り返し行い，マーキングの外側で粘膜を全周切開してから切除を行う(図 8-B)．局所注射の方法は，生理食塩水 50 mL と 1%E 入りキシロカイン 20 mL とインジゴカルミン適量の混合液を作成し，内視鏡用注射針(NM-610L-0425，オリンパスなど)をガイド管に通して粘膜下に行う(図 1-C)．局所注射を繰り返すことによる喉頭浮腫が懸念されるかもしれないが，この内容液は速やかに吸収されるため術後の粘膜浮腫の遷延は生じない．

粘膜下の切除は，粘膜上皮を損傷しないように切離縁や粘膜下組織をマリアブル鉗子で把持しカウンタートラクションをかけ preciseSECT モードを用いて進める(図 8-D)．腫瘍の筋層浸潤による粘膜下の局所注射で粘膜下層の膨隆が得られない場合は，安全域を確保できるようにして腫瘍深

部の筋層切除も行う(図 8-C，D)．

排煙は，経鼻的にネラトンチューブなどから持続吸引で対応する．

2．止血操作

粘膜下切除の際に生じる出血の対応は，送水機能付きサクションコアギュレーターを使用している(図 1-C)．上部消化管内視鏡が使用できる場合は，ウォータージェット機能が有用であり内視鏡から送水を行ことで出血点を洗浄しながら，VIO®3 のモノポーラ電極に接続したサクションコアギュレーターで吸引も行い出血点を確実に捉え softCOAG® で凝固止血が可能となる(図 2)．上部消化管内視鏡が使用できない場合，すなわち内視鏡のウォータージェット機能による送水洗浄ができない場合は，送水機能付きサクションコアギュレーターで洗浄を行いつつ出血点を確実に捉え凝

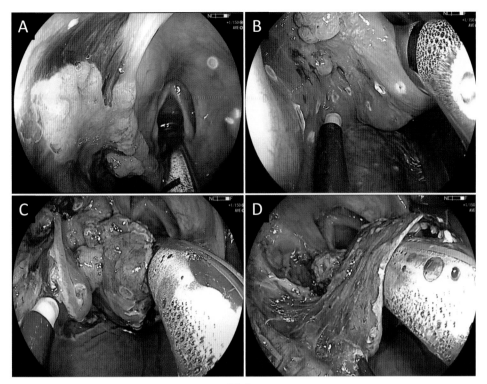

図 8.
A：送水機能の付いた吸引管により洗浄
B：ガイド管として散布チューブを通しルゴール液を散布している
C：Aで示したように洗浄も行い，粘膜の不染帯を確認．柔軟性高周波ナイフにより
　腫瘍の切除範囲をマーキング
D：回転式マリアブル鉗子で腫瘍辺縁の粘膜を把持し，カウンタートラクションを
　かけて腫瘍を切離している

固止血することが可能である（図9-A，B）．筆者
は，出血時の対応においてバイポーラや止血ク
リップをほぼ使用せず，送水機能付きサクション
コアギュレーターをVIO®3のモノポーラ電極のsoft-
COAG®モードを使用して凝固止血を行っている．

ELPS 後の対策

1．合併症対策
1）気道トラブルの回避

　術後は，多少の喉頭浮腫を必ずきたすため，手
術の終盤にステロイド（ヒドロコルチゾンコハク
酸エステルナトリウム300 mgなど）を麻酔科医に
投与依頼する．

　喉頭浮腫や出血による窒息が懸念される場合
は，気管切開が許容されれば気管切開を行う．ま
たは，ICUでのオーバーナイトの気管挿管管理を
行い，手術の翌日に出血や喉頭浮腫がないことを

確認して抜管する．

2）咽頭狭窄予防

　咽喉頭腫瘍の切除後は，術後の粘膜欠損創の治
癒に伴う瘢痕化による咽頭狭窄のリスクが懸念さ
れる[4]~[6]．また，咽喉頭表在癌患者はアルコール
多飲であることが多く，食道表在癌も含めた重複
癌や再発のリスクが高い[7]．そのため，ELPS後に
上部消化管内視鏡検査を頻回に行う可能性および
ELPSやESDも複数回行う可能性があり，咽喉頭
狭窄による音声や食事摂取困難や消化器内視鏡の
通過障害を回避するための対策を要す[4]~[6]．また，
咽喉頭表在癌の多発性あるいは広範囲の病変に対
する経口的切除は，下咽頭の2/3周以上の切除と
なった場合は術後の咽頭狭窄による嚥下障害をき
たす可能性があるため，適応は慎重に決定する必
要がある[4]．以上の点より，切除創にトリアムシ
ノロンアセトニド（ケナコルト-A®：TA，1バイ

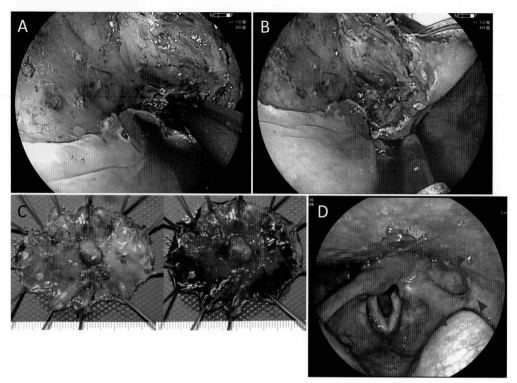

図 9.
A，B：送水機能付きサクションコアギュレーターで，洗浄と吸引により出血部位を確認し，凝固止血を行った
C：摘出した咽頭粘膜
D：左下咽頭腫瘍 ELPS 後 6 か月目の咽喉頭内視鏡所見．狭窄は認めない

アル 40 mg/1 mL を生理食塩水で希釈した全量 40 mg/20 mL 溶液を作成し，内視鏡用注射針(NM-610L-0425，オリンパスなど)を用いて 0.2 mL ずつ 10 か所ほど(計約 4 mg)を咽頭粘膜下層(および一部筋層)に局所注射することで咽頭狭窄予防効果が得られる(図 9-D)[4]~[6]．

2．術後管理

咽喉頭癌の広範囲切除または筋層まで切除した場合は，術後出血リスクの軽減および咽喉頭の安静を要す．そのため，早期の経口摂取再開が困難になることを想定し，経鼻胃管を挿入し栄養管理を行う．胃管は，咽頭違和感の軽減と経口摂取再開時の食物通過障害の回避のためにできるだけ細い胃管(8 Fr 程度)を用いる．術直後は，腫瘍摘出部の切除創の安静のために唾液嚥下を極力最小限にするため唾液の持続吸引(メラ唾液持続吸引チューブ，泉工医科工業など)を行う．術後早期は，咽喉頭の浮腫により少量の唾液嚥下でも誤嚥

による咳嗽により咽頭の安静を保てないことがある．また，術後の咽頭違和感に対して必要以上に咳嗽や喀出を行ってしまう患者にも遭遇するが，唾液の持続吸引による術後の咽頭の安静を保つように指導すると同時に違和感の軽減のために鎮痛剤を定時投与する．また，咽頭痛による唾液誤嚥の喀出困難で嚥下性肺炎となることも想定される場合には，鎮痛剤の投与は頓用ではなく定時的に胃管または点滴により投与する．嚥下性肺炎のリスクが高い嚥下反射の低下している高齢者などは，肺炎を事前に防ぐために早期からの言語聴覚士による嚥下リハビリテーションの介入やコメディカルとも積極的に会話するなど発声による痰の排出を促し，肺炎発症予防に努める．また，胸部レントゲンや採血検査も行い炎症反応が上昇し肺炎が疑われれば抗菌薬の投与も躊躇せず開始する．

まとめ

ELPS の手術手技は，鏡視下手術操作に特有な鉗子類の操作の修練と針電極メスやサクションコアギュレーターなどの器具と高周波装置の適切な切開凝固モードを組み合わせて使用することで，粘膜切開および粘膜下切除において出血を最小限に抑制することができる．咽喉頭癌切除後の TA 局所注射による咽頭狭窄予防は，術後に良好な咽喉頭機能を保つことが可能となり患者 QOL に貢献する．鏡視下咽喉頭悪性腫瘍手術の ELPS の手術手技と周術期管理も交えてそのコツを述べた．

文　献

1）佐藤靖夫，大森　泰，田川崇正：下咽頭表在癌の手術治療　内視鏡的咽喉頭手術（ELPS）の経験．日耳鼻会報，**109**：581-586, 2006.
2）日本頭頸部癌学会（編）：頭頸部癌診療ガイドライン 2022 年版．金原出版, 2022.
3）渡部佳弘，岡本康秀，長谷部夏希ほか：経口的咽喉頭手術（TOVS・ELPS）のために開発した新規マリアブル器具の有用性．日耳鼻会報，**124**：1619-1625, 2021.

Summary 鏡視下咽喉頭悪性腫瘍手術に特化したリユーザブルかつ可撓性デバイス（針電極メス，鉗子，サクションコアギュレーター）のみで経口切除は可能となる．

4）渡部佳弘，岡本康秀，今西順久ほか：両側梨状陥凹同時多発表在癌に対する二期的経口切除．頭頸部外科，**29**：215-222, 2019.

Summary 両側下咽頭表在癌に対する ELPS の症例報告．食道表在癌の拡大内視鏡診断に準じて咽頭表在癌に対しても同様な深達度評価が得られる．

5）渡部佳弘，今西順久，小澤宏之ほか：咽頭癌経口切除後のトリアムシノロンアセトニド局所注射による咽頭狭窄予防．頭頸部外科，**28**：107-113, 2018.

Summary 鏡視下咽喉頭悪性腫瘍手術後の粘膜欠損創に対する術後の咽頭狭窄予防効果を示した．

6）渡部佳弘，小澤宏之：咽頭癌の内視鏡手術後の咽頭狭窄予防について　トリアムシノロンアセトニド局所注射は咽頭狭窄予防に有用である．日本医事新報，**5001**：55, 2020.
7）Muto M, Takahashi M, Ohtsu A, et al：Risk of multiple squamous cell carcinomas both in the esophagus and the head and neck region. Carcinogenesis, **26**：1008-1012, 2005.

MB ENT, 291：26-34, 2023

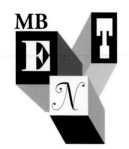

◆特集・頭頸部外科領域における鏡視下・ロボット支援下手術

Transoral videolaryngoscopic surgery(TOVS)の手術手技とコツ

酒井昭博*¹　大上研二*²

Abstract　咽喉頭領域における外科的治療として，transoral robotic surgery(TORS)や transoral laser microsurgery(TLM)，transoral videolaryngoscopic surgery(TOVS)，endoscopic laryngo-pharyngo surgery(ELPS)など，様々な経口的切除術が広く行われるようになってきた．その中でも我々の施設においては TOVS を中心に中・下咽頭早期癌に対する低侵襲手術を積極的に行い，患者 quality of survival(QOS)の維持に努めてきた．本稿では，TOVS について，セッティングのポイント，並びに中・下咽頭癌それぞれに対する手術手技とそのコツについて述べる．

Key words　経口的ビデオ喉頭鏡手術(transoral video-laryngoscopic surgery：TOVS)，中咽頭癌(oropharyngeal cancer)，下咽頭癌(hypopharyngeal cancer)，経口的切除(transoral surgery)，3D 内視鏡(three-dimensional endscope)

はじめに

　近年，頭頸部領域における外科的治療として，transoral robotic surgery(TORS)や transoral laser microsurgery(TLM)，transoral videolaryngoscopic surgery(TOVS)を始めとする経口的切除術が広く行われるようになり，経口的切除の安全性，有効性，良好な腫瘍学的および機能的治療成績は確立されつつある[1)~5)]．

　本邦では内視鏡下の腫瘍切除として endoscopic laryngo-pharyngo surgery(ELPS)[6)7)]や TOVS[5)8)]が開発され，低侵襲手術として quality of survival(QOS)を重視した独自の手術術式が発展しつつある．当科では顕微鏡下の中・下咽頭癌の経口的一塊切除[4)]から開始し，2011 年からは TOVS を導入した[9)]．本稿では咽喉頭癌，特に中・下咽頭癌に対する低侵襲手術としての TOVS について，セッティングのポイント，並びにそれぞれに対する手術手技とそのコツについて述べたい．

セッティング

　コツというわけではないが，切除に用いる機器をアップグレードすることにより，より簡単に安全に手術することが可能となる．その中でも我々が近年導入し，特に有用であった機器について，まず説明したい．

1．3D 内視鏡

　以上に述べたとおり，ELPS，TOVS や TORS といった新しい手術法が進歩していく一方で，画像技術においても 2D から 3D への技術革新が起こっている．当科では 2019 年より TOVS の発展形として 3D 内視鏡を用いた経口的切除手術，3D-TOVS を行っている．術野の観察として ENDOEYE FLEX 3D 先端湾曲ビデオスコープ®(LTF-S300-10-3D，オリンパスメディカルシステムズ)(図 1)を用いることにより，奥行き情報が得られ，2D の手術と比較し，ストレスのない安全な切除が可能となる．本機器は咽頭喉頭領域には

---

*¹ Sakai Akihiro，〒 259-1193 神奈川県伊勢原市下糟屋 143　東海大学医学部耳鼻咽喉科・頭頸部外科，准教授
*² Okami Kenji，同，領域主任教授

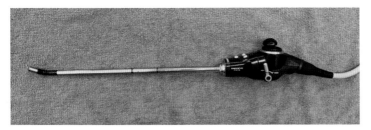

図 1. ENDOEYE FLEX 3D 先端湾曲ビデオスコープ®

図 2. ▶
内視鏡固定器具：ユニアーム®

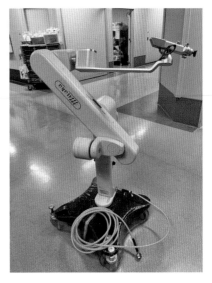

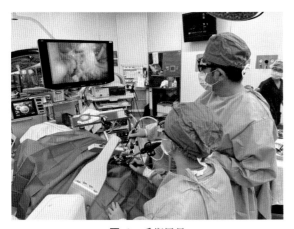

図 3. 手術風景
内視鏡保持が不要となり，助手による介助操作も
可能．3D により，既存の手術システムに加えて十
分な解像度と奥行き情報を得ることができ，スト
レスのない安全な手術が可能となる

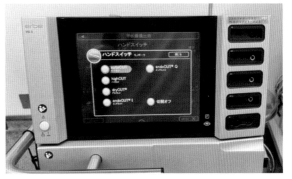

図 4. 高周波手術装置：VIO®3

適応未承認のため，院内の未承認新規医薬品等使
用適否審査委員会で承認を得て手術を行っている
（東海大学医学部臨床研究審査委員会承認番号
21-1 号）．欠点としては，先端径が 10 mm あるた
め，手術機器との干渉や助手による内視鏡の固定
が問題であった．しかし，後述する工夫により手
術は問題なく可能である．

2．内視鏡固定器具（図 2）

以前，我々は内視鏡保持は助手が手持ちで行っ
ていた．しかし，3D 内視鏡を導入したと同時期
に，内視鏡固定器を用いての手術に切り替えた．
助手による内視鏡保持が不要となり，助手による

介助操作も可能となった（図 3）．

また，甲状腺の内視鏡下手術においても固定器
具が使われることが多いが，内視鏡画像のぶれが
なくなり，見たい視野が固定できることは術者，
助手ともにメリットがあり，非常に有用である．
内視鏡固定器具は各種メーカーから販売されてい
るが，当科においては，内視鏡固定器具ユニアー
ム®（三鷹光器）を用いている．

3．高周波手術装置：VIO®3（エルベ）（図 4）

上記 2 つを導入したと同時期に，最新の電気メ
ス本体 VIO®3 の使用を開始した．従来行ってきた
我々の TOVS では電気メス本体にはそれほどこ

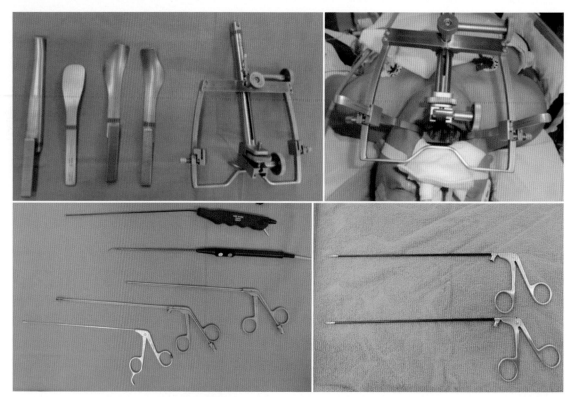

図 5. TOVS に用いる手術機器
a：FK-WO retractor
b：内視鏡，鉗子類
これらの手術器具を用いて，内視鏡下に切除を行っている

$\dfrac{a}{b}$

だわりはなく，設定を弱めにし，粘膜切開は切開モード，剝離は凝固モードで手術を行ってきたが，出血に悩まされることも多かった．しかし，VIO®3 の endoCUT® モードを採用したところ，通常の粘膜切除においてはほぼ無血での手術が可能となった．endoCUT® モードは VIO300D にも搭載されているものがあるが，我々の手術室の本体には endoCUT® モードが搭載されておらず，それまで使用することができなかった．VIO3 には他にも，様々なモードが搭載されており，内視鏡的咽喉頭手術においては，粘膜切開に endoCUT®，dryCUT®，止血に softCOAG®，softCOAG® bipolar モードが有効とされている．

上記の機器を導入することにより，助手が内視鏡を持ち 2D の視野で行う TOVS と比較し，より手術が安全かつ容易となる．一つでも導入できれば一歩前進であることは間違いないので，まずはこれらの機器が自施設にあるかどうか，関係部署に相談してみるとよいと考える．

中咽頭癌

中咽頭癌に対する経口的咽喉頭部分切除術は，当初，TLM[3]や transoral lateral oropharyngectomy（TLO）[10]が報告され，その後，海外では TORS[2]が中心に行われていた．当科では 2012 年からは TOVS を導入し，先端彎曲ビデオ内視鏡や様々なデバイスを応用することにより，ビデオ内視鏡下での経口的切除を行ってきた．2022 年に TORS が保険収載されて以降は，従来 TOVS の適応であった症例の多くは TORS の適応となっているが，現在のところ症例に応じて使い分けている．

1．適 応

当科での中咽頭癌 TOVS の適応は，中咽頭癌 T1，T2，一部の T3 症例で，上咽頭に浸潤のないもの，触診にて咽頭側壁に固定しておらず可動性があるもの，副咽頭間隙や翼突筋，内頸動脈に浸潤がないもの，遠隔転移のないものとしている．

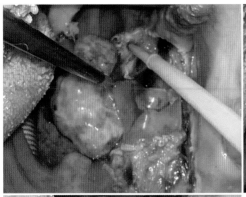
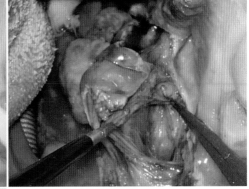
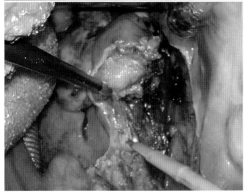

a | b
c |

図 6.
中咽頭癌に対する TOVS
a：粘膜切開．はじめに可能な限り全周性に粘膜切開を置く
b：外側マージンの設定．副咽頭間隙の脂肪組織を確認し，
　咽頭収縮筋と腫瘍を含んだ組織を内側に遊離させる
c：腫瘍切除．内側の粘膜，収縮筋を切断し腫瘍を摘出する

頸部リンパ節は陽性のものは同日に頸部郭清を行うが，N1，N2a と一部の N2b までを適応としている．術後の放射線治療，化学放射線治療を要しない症例がよい適応と考えている．

2．手術手技

手術は，経鼻挿管で行っている．術野の展開は FK-WO retractor（オリンパスメディカルシステムズ）（図5-a）または Davis 開口器を用い，術野の観察には ENDOEYE FLEX3D 先端湾曲ビデオスコープ® を用いている．切除機器は以前より大上らが報告しているとおり[4)11)]，電気メスの先端は Colorado Micro Dissection Needle®（Stryker Japan KK）や E-Z CLEANR™ Modified Electrode（MEGADYNE），鉗子は，病変を強固に把持できる LARYNGOFORCERII 把持鉗子（STORZ）や細径でアリゲーター型の先端をもつ病変を把持しやすい STEINER 把持鉗子（STORZ）を使用している．止血機器は血管クリップ，サクションコアギュレータに加えて薄型マリアブルバイポーラ鑷子（フジタ医科器械）を用いている（図5-b）．

手術は TLO[2)12)] の方法に準じて行っている．具体的には，腫瘍から5mm 程度の粘膜マージンを設定し，可能な限り全周性に粘膜切開を置く（図6-a）．後壁や下方で腫瘍や展開のため視野が取れない場合は少なくともマーキングは行っておく．はじめに外側，翼突下顎縫線の部分で収縮筋の外側から深部に入り，内側翼突筋を確認する．その内側深部で副咽頭間隙の脂肪組織を確認し，その内側の咽頭収縮筋を可及的に上方，下方に剥離し，腫瘍を含んだ組織を内側に遊離させる（図6-b）．その後，上方の収縮筋を内側方向へ切断，uvula の基部で口蓋咽頭筋，口蓋舌筋を切断．腫瘍を内側下方へと牽引する．外側から内側下方へ剥離を進めていくと，茎突舌筋，茎突咽頭筋が深部に現れるが，TOVS においては浸潤が疑われる場合は筋層部分切除を行うが，原則的にはそれらの筋肉は切除していない（Type 2 lateral oropharyngectomy[13)]）．下方舌根方向へ切除を進めていき，舌扁桃溝から咽頭後壁方面に切開を勧め，最後に内側の粘膜，収縮筋を切断し腫瘍を摘出する（図6-c）．切除後の術野はそのままとするか，切除範囲が広い症例ではポリグリコール酸シートと生体接着剤で被覆している．

切除の限界としては，側壁癌では上方は軟口

蓋，側方は咽頭収縮筋，茎突舌骨筋・咽頭筋，下方は舌根外側の一部表層と考えている．それ以上の切除はたとえ可能であったとしても合併症や術後 QOL の問題から他の治療を選択したほうがよいと考えている．前壁癌では深部切除を必要とする症例に関しては鉗子などの切除側のデバイスの問題で切除困難な場合も多く，比較的浅在性の腫瘍を適応と考えている．その点では TOVS は TORS に劣る．ただし，先端可動式内視鏡を用いることにより，TLO では適応外であった舌根，咽頭喉頭蓋ヒダ，下咽頭や声門上部への浸潤や，舌根部に発生した腫瘍へも応用でき，展開がよく視野が確保できれば，より下方へのアプローチが可能で適応が拡大できる[11]．

3．手術のコツ

展開については耳鼻咽喉科医にとっては扁桃摘出術の開口器に慣れていることもあり，大きな問題になることはないと考える．我々は原則的にFK-WO retractor を用いているが，舌根方向が見えづらいときなどは，Davis 開口器が有用な場合も多い．いずれにせよ，開口器やブレードを変えることによってよい視野が取れることもあるため，一つの方法にこだわりすぎないことが大事である．よい視野が切除の容易さにつながることは間違いないため，時間をかけすぎない程度によい展開を試みることが重要である．

切除においては出血をさせないことがもっとも大事と考える．解剖学的に安全を確認しながら不用意に深部に切除を進めないことが重要である．そのためにもっとも有用であったものは前述した3D 内視鏡を用い，3D の視野を取り入れることである．深さがわかるということは極めて安全かつ重要で，3D 内視鏡を用いることにより，出血や手術時間の短縮にもつながる．

また，TOVS は肉眼より血管の同定が容易であり，少しでも気になる部分は積極的に先行止血をし，太い血管は血管クリップで止血を行っている．さらに，同時に頸部郭清を行う症例では舌動脈，顔面動脈などの栄養血管の結紮を必ず行うよ

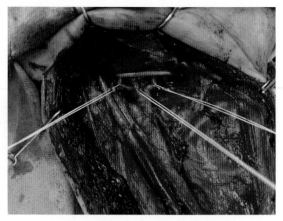

図 7．頸部操作
頸部郭清を伴う症例では，外頸動脈の枝（舌・顔面・上行咽頭・外頸動脈本幹）を結紮する

うにしている[14]（図 7）．

下咽頭癌

本邦における経口的切除術には大きく 2 つの流れがあり，消化器内視鏡下の曲線的な手術としての ELPS と直達の術式としての TOVS である．我々は直達喉頭鏡下の経口的一塊切除から開始した経緯もあり，TOVS を中心に行っている．

1．適 応

当科での下咽頭癌 TOVS の適応は，下咽頭癌T1，T2，一部の T3 症例で，下咽頭全周の 1/2 を超えないもの，声帯，披裂部の可動性に問題ないものとしている．頸部リンパ節は陽性のものは同日に頸部郭清を行うが，N1，N2a と一部の N2b までを適応としている．術後の放射線治療，化学放射線治療を要しない症例がよい適応と考えている．

筋層浸潤に関しては咽頭収縮筋の切除は可能であると考えるが，甲状軟骨や舌骨など，それ以上の切除が必要とされる症例は術後機能障害合併症の観点から適応外と考えている．また，ほぼ全周に切除が及ぶような症例も同様の理由から適応外である．また，照射後再発に対するサルベージ経口的切除術の適応に関しては，重篤な合併症を生じる可能性があり[15]，現在のところ慎重に行ったほうがいいと考えている．

2．手術手技

手術は経口挿管で行っている．術野の展開はFK-WO retractor や開口器付き口腔咽喉頭直達

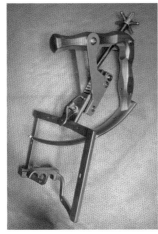
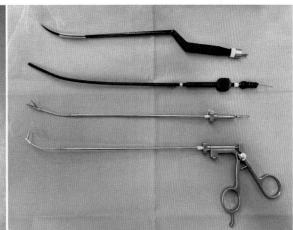

a|b

図 8.
a：開口器付き口腔咽喉
　頭直達鏡佐藤式彎曲型
b：先端可鍛性手術器具

鏡佐藤式彎曲型（永島医科器械）（図 8-a），または Weerda 式開口器を用いている．術野の観察には ENDOEYE FLEX 3D 先端湾曲ビデオスコープ® を用いている．切除機器は上記のものに加え，KD-600（オリンパスメディカルシステムズ）や渡部らが開発した[16]，柔軟性高周波ナイフ先端可鍛性把持鉗子，回転式マリアブル鉗子，送水機能付きサクションコアギュレーターなどを用いている（図 8-b）．

NBI 内視鏡とヨウ素（ヨード液）で病変を確認し，ヨード不染帯から 5〜10 mm の安全域で切除ラインを設定する．インジゴカルミンとエピネフリンを添加した生理食塩水を粘膜下に注射し，組織をリフティングさせた後に全周性に切開を加える．その後，上皮下層のレイヤーで切除を行う．切除後の術野はそのままとするか，切除範囲が広い症例ではポリグリコール酸シートと生体接着剤により被覆している．場合により狭窄の予防としてケナコルトを上皮下層に局注を行っている．

3．手術のコツ

下咽頭癌の TOVS は術野の展開が手術の成否を決定する．その意味では展開の可否が切除できるかどうかの限界といっても過言ではない．展開のコツについては，当科大上の報告を参考にされたい[17]．下咽頭 TOVS においては，主に FK-WO retractor を用いているが，展開後の視野に関しては，明らかに彎曲型喉頭鏡のほうが優れている．それをふまえ，我々は，まず弯曲型喉頭鏡にて下咽頭展開を行い，病変の確認と切除のイメージを

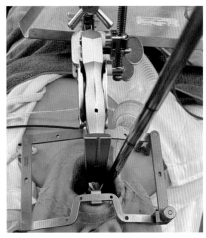

図 9．開口器付き彎曲鏡の装着
開口器付き彎曲鏡であれば，3D 内視鏡
が挿入でき 3D-TOVS が可能である

つかむ．その後 FK-WO retractor で展開を行い，切除に進むようにしている．FK-KO retractor での展開は難しいことも多々あるため，どこを見ればいいかわかっておいたほうがのちの操作がスムーズとなる．

近年では開口器付き口腔咽喉頭直達鏡佐藤式彎曲型を導入し，FK-KO retractor で展開が難しく，視野が取れない場合はこの直達鏡を用いて展開している．彎曲型喉頭鏡で展開した場合，TOVS で用いる内視鏡や鉗子類の挿入は困難であったが，開口器付きのもので開口がある程度できれば，先端可動性の内視鏡であれば挿入可能で，視野も十分確保できる（図 9）．ただし，直の鉗子では病変まで届かないことが多く，その場

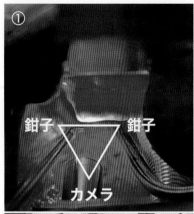
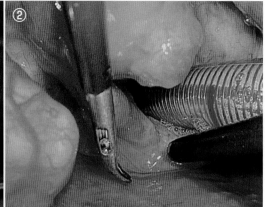
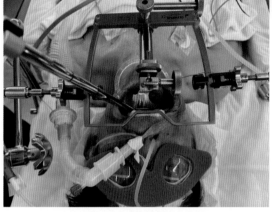

図 10.
a：セッティングの工夫．カメラは手前，鉗子を奥に
　逆三角形のイメージでセッティングすれば，② の
　ように機器干渉が軽減できる
b：内視鏡の挿入位置．口角から内視鏡を挿入する
　と視野が広く確保可能

合，マリアブルデバイスを使用すれば手術が可能である．

4．セッティングについて

　下咽頭の術野は狭いため，先端が太い 3D 内視鏡を奥まで挿入すると鉗子との干渉が起こるため，手術が困難となる．そのような場合，図 10 のように少し内視鏡は引き気味にセッティングし，その奥に鉗子を挿入するようにすれば干渉は起こりにくくなる（図 10-a）．また，内視鏡の位置も口角方向から挿入し，先端を曲げるようにして視野を作ると，術野が広く展開できる（図 10-b）．2D の場合，レイヤーの同定や手術操作においては，ある程度術野に接近し拡大視したほうが安全なため，内視鏡を奥に入れることも多かったが，3D では引き気味の視野でも遠近感があるため問題なく手術が可能である．もし拡大したい場合，若干画像は荒くなるがデジタルズームが有効である．もちろん術野的に問題がない場合は接近し拡大したほうがよく見える．

　切除においては TOVS の場合，筋層まで切除可能であるが，表在性病変に適用する場合も多い．その場合の要点は，なるべく薄く切除を行うことであり，そのためにもっとも重要なのは粘膜下注射でリフティングをしっかり行うことである．具体的にはインジゴカルミン＋ボスミン生食で十分上皮下層を膨隆させた後に粘膜切開をきちんと上皮下層まで行う．ここでしっかり上皮下層を膨隆させておけば，深部に切開が達することなく安定したレイヤーで粘膜が切除できる．上皮下層までの適切な深さで全周切開ができれば，その後の切除が容易となる．リフティング後は上皮下層が厚い青色の組織として視認できるため，その中間層のレイヤーで切除を行っていく（図 11）．

　必要に応じて上皮下層に追加で注射し，しっかり上皮下層を膨隆させながら切除を行うことが重要である．また，神経など重要な解剖学的構造物も安全に温存可能である．下咽頭は視野が狭く遠いこともあり，出血した場合の対応は中咽頭と比較して厄介である．そのため，とにかく出血させないように手術することが手術時間の短縮，術者

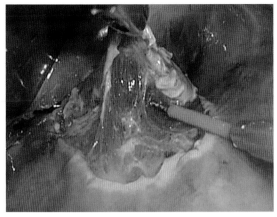

図 11. リフティング
リフティングを適切に行うことで，青色の幅広い
上皮下層が確認可能

ストレスの軽減に重要である．前述したVIO®3の
endoCUT® は極めて有用で，適切な層で切除を行
えば，ほぼ無血での手術が可能となる．

　また手の震えや，曲がった道具の使用などで自
在な操作が困難な場合もある．その場合は KD-600
が有用である．切除中に電気メスの先端がどうし
ても深く入ってしまい，出血させてしまうことが
ある．しかし，KD-600 は針電極の先端の長さを調
節できるため，粘膜下をしっかり膨隆させ，ほん
の少し先端を出して，押し付けるように切開を行
うと，深部に切開が及ぶことなく安全に切開切除
が可能となる．それに加え，VIO®3 の endoCUT®
モードは単回のアクションで単回の切開が行える
ため，先端を押し付けて，ワンアクションを行え
ば，その部分のみの切開が行え，それ以上切開は
進まない．先端をあててしまえば，手がブレるこ
とはないため，操作が難しい部分はこの操作を何
回も繰り返してゆっくり切開を進めていく．結局
は安全な層で止血操作なく切除を行うほうが手術
時間は短くなる．

おわりに

　現在 TOVS の立ち位置としては TORS が導入
されたこともあり，中咽頭癌というよりは下咽頭
癌が主な適応となると考える．ただし，すべての
施設で TORS ができるわけではないこと，また，
コストパフォーマンス的には TOVS のほうが優

れていることから考えると，中咽頭癌に対しても
まだまだ有用と考える．ぜひ TOVS を行っている
施設においては，我々の方法を参考していただ
き，院内で応用できる機器を採用し安全でストレ
スのない手術を行っていただければ幸いである．

文　献

1) Moore EJ, Olsen KD, Kasperbauer JL：Tran-
soral robotic surgery for oropharyngeal squa-
mous cell carcinoma：a prospective study of
feasibility and functional outcomes. Laryngo-
scope, **119**(11)：2156-2164, 2009.
　Summary　中咽頭扁平上皮癌の外科的治療法
としての経口的ロボット支援手術（TORS）の実
現可能性が検討された前向き症例研究である．
TORS は，安全かつ有効な手術治療であり，術
後口腔咽頭機能を速やかに改善すると報告され
た．

2) Weinstein GS, O'Malley BW Jr, Magnuson JS,
et al：Transoral robotic surgery：a multi-
center study to assess feasibility, safety, and
surgical margins. Laryngoscope, **122**(8)：1701-
1707, 2012.

3) Meulemans J, Delaere P, Nuyts S, et al：Sal-
vage Transoral Laser Microsurgery for Radio-
recurrent Laryngeal Cancer：Indications,
Limits, and Outcomes. Curr Otorhinolaryngol
Rep, **5**(1)：83-91, 2017.

4) Okami, K, Ebisumoto K, Sakai A, et al：Tran-
soral en bloc resection of superficial laryngeal
and pharyngeal cancers. Head Neck, **35**(8)：
1162-1167, 2013.

5) Shiotani A, Tomifuji M, Araki K, et al：Video-
laryngoscopic transoral en bloc resection of
supraglottic and hypopharyngeal cancers
using laparoscopic surgical instruments. Ann
Otol Rhinol Laryngol, **119**(4)：225-232, 2010.
　Summary　TOVS による en block 切除は腫瘍
学的転帰と術後喉頭機能を満足させるものであ
り，声門上癌，下咽頭癌に対する低侵襲治療の
一つのオプションとなり得る．

6) 佐藤靖夫，大森　泰，田川崇正：下咽頭表在癌
の手術治療　内視鏡的咽喉頭手術（ELPS）の経
験．日耳鼻会報，**109**(7)：581-586，2006.

7) Tateya I, Shiotani A, Satou Y, et al：Transoral
surgery for laryngo-pharyngeal cancer- The

paradigm shift of the head and cancer treatment. Auris Nasus Larynx, **43**(1)：21 32, 2016.

8) Tomifuji M, Imanishi Y, Araki K, et al：Tumor depth as a predictor of lymph node metastasis of supraglottic and hypopharyngeal cancers. Ann Surg Oncol, **18**(2)：490-496, 2011.

9) Ebisumoto K, Okami K, Maki D, et al：Avoidance of postoperative irradiation for cervical lymph node metastases of human papillomavirus-related tonsillar cancer. Laryngoscope Investig Otolaryngol, **2**(2)：63-68, 2017.

10) Steiner W, Ambrosch P：Endoscopic laser surgery of the upper aerodigestive tract：with special emphasis on cancer surgery. Stuttgart, Thieme, 2000.

11) 大上研二，戎本浩史，酒井昭博ほか：Transoral Videolaryngoscopic Surgery(TOVS)で切除した中咽頭前壁癌症例．頭頸部外科, **26**(2)：277-281, 2016.

12) Holsinger FC, McWhorter AJ, Ménard M, et al：Transoral lateral oropharyngectomy for squamous cell carcinoma of the tonsillar region：I. Technique, complications, and functional results. Arch Otolaryngol Head Neck Surg, **131**(7)：583-591, 2005.

13) De Virgilio A, Kim SH, Magnuson JS, et al：Anatomical-based classification for transoral lateral oropharyngectomy. Oral Oncol, **99**：104450, 2019.

14) 大上研二，戎本浩史，酒井昭博ほか：舌根部癌に対する Transoral Videolaryngoscopic Surgery(TOVS)における経頸部動脈結紮の要否．頭頸部外科, **30**(1)：73-78, 2020.

15) Sakai A, Ebisumoto K, Iijima H, et al：Salvage transoral videolaryngoscopic surgery for post-irradiation recurrence of hypopharyngeal carcinoma. Laryngoscope Investig Otolaryngology, **8**(3)：667-674, 2023.
Summary 下咽頭癌に対するサルベージ TOVS 19 例についての検討．従来のサルベージ手術と比較して QOL を維持できるが，重度の嚥下障害が生じることがあり，適応は慎重になる必要がある．
16) Watanabe Y, Okamoto Y, Hasebe N, et al：New Flexible Instruments Devised for Trans-Oral Pharyngolaryngeal Surgery(TOVS/ELPS). Nippon Jibiinkoka Tokeibugeka Gakkai Kaiho (Tokyo), **124**(12)：1619-1625, 2021.

17) 大上研二，戎本浩史，酒井昭博ほか：下咽頭癌に対する経口切除術(Transoral Videolaryngoscopic Surgery：TOVS)の要点．頭頸部癌, **45**(1)：21-24, 2019.

MB ENT, 291：35-40, 2023

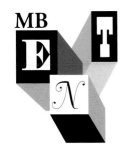

◆特集・頭頸部外科領域における鏡視下・ロボット支援下手術

Transoral robotic surgery (TORS)の手術手技とコツ

佐野大佑*1　折舘伸彦*2

Abstract　咽喉頭癌に対する低侵襲手術である経口的切除術の一つに transoral robotic surgery(TORS；経口的ロボット支援手術)がある．米国を中心に広く行われており，その有用性と安全性が多く報告されている．本邦でも 2022 年 4 月に咽喉頭癌に対する TORS が保険診療の適用となり，今後急速に普及していくことが予想される．TORS に対して現在薬事承認されている da Vinci サージカルシステムは三次元ハイビジョン画像，拡大視，鉗子の多関節機能，手振れ防止機能，モーションスケール機能といった特徴を有し，従来の経口的切除の技術的欠点を補うことが可能である．一方で，鉗子を介した触覚はなく，豊富な視覚情報で補う必要がある．そのため，TORS では良好な術野展開と術野に出血がない，クリーンな状態保持が重要である．本稿ではこれらの点を含めた TORS の手術手技の実際と，そのコツについて述べる．

Key words　経口的ロボット支援手術(transoral robotic surgery)，中咽頭癌(oropharyngeal cancer)，声門上癌(supraglottic cancer)，ダヴィンチサージカルシステム(da Vinci Surgical System)

はじめに

　咽頭・喉頭は嚥下，発声，呼吸に重要な役割を果たしているため，咽喉頭癌の治療には，根治性の担保のみならず治療後の患者の生活の質を考慮した低侵襲なアプローチを考慮する必要がある．咽喉頭癌に対する経口的切除術は低侵襲治療としてその有用性が多く報告されており，本邦では咽喉頭癌に対する経口的切除術として transoral videolaryngoscopic surgery(TOVS)や，endoscopic laryngo-pharyngeal surgery(ELPS)が広く行われている．さらに，米国を中心に da Vinci サージカルシステム(Intuitive Surgical Inc.)を用いた transoral robotic surgery(TORS；経口的ロボット支援手術)が広く行われており，その有用性と安全性が多く報告されている[1]．

　本邦では鳥取大学，京都大学，東京医科大学に

よる先進医療 B 制度下での多施設臨床試験を経て[2]，2018 年 8 月に咽喉頭癌に対する TORS における da Vinci サージカルシステムが追加薬事承認され[3]，2019 年 4 月より全国で TORS の導入が始まった．さらに，2022 年 4 月には咽喉頭癌に対する TORS は保険診療の適用となった．本稿では本邦においても今後急速に普及していくことが予想される TORS の手術手技とそのコツについて触れたい．

ロボット支援手術とは

　ロボット支援手術は世界的に泌尿器科，婦人科領域を中心に急速に普及しており，本邦でも保険収載の術式増加に伴い，件数が増加している．TORS に対して薬事承認されているのは現在 da Vinci サージカルシステムであり，同システムを含む現在の手術支援用ロボットは操作デバイス

---

*1　Sano Daisuke，〒 236-0004　神奈川県横浜市金沢区福浦 3-9　横浜市立大学医学部耳鼻咽喉科・頭頸部外科，
　　准教授
*2　Oridate Nobuhiko，同，主任教授

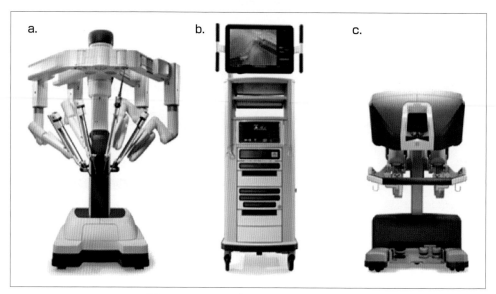

図 1. Da Vinci Xi® サージカルシステム
a：ペイシェントカート
b：ビジョンカート
c：サージョンコンソール
(https://www.intuitive.com/ja-jp/-/media/ISI/Intuitive/Pdf/
da-vinci-xi-catalogue-japan-1064086.pdf より改変)

（マスタ）からの指令によって離れた場所のマニピュレータ（スレーブ）を動作させるマスタースレイブ型ロボットである．da Vinci サージカルシステムは患者側に取り付けられて術者の動きを術野で再現するペイシェントカート，エネルギーの供給や画像の出力を行うビジョンカート，コンソール術者が実際に操作するサージョンコンソール，の3種の装置からなる（図1）．同システムの特徴は，三次元ハイビジョン画像，拡大視，鉗子の多関節機能，手振れ防止機能，モーションスケール機能などであり，経口的切除においても従来の技術的欠点を補うことが可能といえる．ペイシェントカートにはアームが4本あるが，TORS は経口的に行うためアームのワーキングスペースが限られており，カメラの他に2本のみのアームを使用することとなる．

TORS を始める前に

TORS 開始までのプロセスについては，日本頭頸部外科学会ホームページ内，「耳鼻咽喉科・頭頸部外科におけるロボット支援手術の実施に関するご案内」を参考にされたい[4]．TORS のコンソール術者には十分な咽喉頭癌に対する経口的鏡視下手術の経験，咽喉頭の内腔からの解剖（inside-out anatomy）に十分な知識を有することが求められており，アシスタント術者とともに資格取得には同学会主導で規定されたトレーニングを修了する必要がある[5]．また，自施設で行う TORS 初期3例目までは頭頸部外科学会内の頭頸部ロボット支援手術運営委員会に症例適応の検討を諮り，承認を受ける必要がある（3例中2例は浸潤癌である必要がある）．施設における初回 TORS 時はプロクターを招聘する必要がある．また同委員会のもと，TORS 実施全症例レジストリ（術前，術中・術後）が行われており，TORS 実症例はすべからくレジストリ提出が求められる．

TORS の適応

中咽頭癌，声門上癌，下咽頭癌において，Tis・T1・T2症例で，節外進展を伴う頸部リンパ節転移がない症例が TORS の適応とされている[4]．これは術後治療として化学放射線治療を行う必要がある症例では，低侵襲手術である TORS を行うメリットが少ないためである．もちろん切除断端フ

リーとなる手術を心がけることはいうまでもない．初期症例には中咽頭側壁・後壁・上壁癌が望ましい．これは中咽頭前壁癌，声門上癌，下咽頭癌では術野展開が一般的に難しく，また中咽頭前壁癌は切除時のメルクマールに乏しいことから初心者向けとはならないためである．さらに，中咽頭側壁・上壁癌において術後に軟口蓋に大きな欠損が予想される症例に対する TORS も低侵襲手術と言い難く，非適応と考える[5]．TORS は経口的に行うため，アームのワーキングスペース確保に開口が 30〜35 mm 必要である．その他，術前の嚥下機能，全身状態，既往歴，抗凝固薬内服の有無などを確認する．手術部位への放射線治療歴がある症例や，導入化学療法などの前治療歴がある症例は初期症例として適さない．頸部転移症例において，特に中咽頭側壁切除など原発巣切除部位と頸部郭清術野が交通する可能性がある場合では，TORS 予定日の 1〜2 週間前に先行して頸部郭清を行うことが推奨されている[4]．その際，後述する血管処理を併施することが多い（血管処理の必要性については亜部位に依存する）．

TORS の手術手技

本稿では 2023 年現在，本邦における TORS でもっとも使用されていると思われる da Vince Xi サージカルシステムを用いて，もっとも症例数が多いと思われる側壁癌に対する手術手技を想定して述べる（それぞれの詳細については頭頸部ロボット支援手術運営委員会作成の経口的ロボット支援手術トレーニングマニュアルを参考にされたい）．TORS は同じくカメラ下に経口的切除を行う TOVS の延長線上にあるといえるが，直線的な鉗子操作を施す TOVS とは異なる特性がある．そのうちの一つに多関節機能を有する鉗子があり，これにより手術操作を加える組織に適切なトラクションをかけ，理想的な角度でデバイスを接触させることが可能となるが，一方で，鉗子を介した触覚，張力の感覚がないのも特徴で，その点は豊富な視覚情報で補い手術を行う必要がある．以上

から良好な視覚情報が絶えず必要であり，出血を極力避ける手術手技が求められる[6]．鉗子の取り回しなど，da Vinci サージカルシステムが有するシュミレータープログラムでトレーニングが可能であり，特に初期症例を執刀する前にはシュミレーターでの十分な練習を積みたい[5]．

TORS では良好な術野展開を心がけたい．通常，経鼻挿管下に主に FK-WO リトラクター（オリンパス）を用いて術野展開をする．この際，舌尖に糸をかけ，できるだけ前方に引き出したうえで開口することで舌根部の展開が可能となる（理想的には喉頭蓋が経口的に観察できるぐらい）．歯牙損傷を予防するためマウスピース，口角損傷を予防するためにアングルワイダー，アームによる眼球損傷を予防するためにオプティガード（DUPACO, Inc.）やタオルなどを用いる．また，排気用の吸引チューブも経鼻的に配置するとよい（図 2）．ペイシェントカートをロールインさせ，カメラアームの中心軸が患者の胸部正中線上となるように調整し，中咽頭側壁切除では通常 0° のカメラを用いる．続いて，鉗子用のアームをカメラと鉗子同士が干渉しないようにセッティングする．多くは患側にモノポーラによる切離のためのスパチュラ（モノポーラーシザーズが用いられることもある），健側に組織牽引・バイポーラ用のメリーランドを装着して手術に臨む．

以下は典型的な中咽頭側壁切除の手順である．粘膜切除ラインの決定には narrow band imaging やルゴールなどで原発巣周囲の表在病変から安全域を確保できるようにする．口蓋扁桃外側は翼突下顎縫線に沿って，続いて軟口蓋から口蓋垂の基部にかけて粘膜切開を行い，口蓋扁桃上極から口蓋垂基部にかけて咽頭収縮筋を切離し咽頭後壁に至る．この切離ラインを設定する際，術後機能温存の観点から高位にならないように，安全域の確保のために低位にならないよう留意する．咽頭後壁の粘膜切開を行い，同部位の咽頭収縮筋背側で椎前筋膜を確認し，椎前筋膜を外側へ露出させる形で中咽頭側壁腫瘍の背側のマージンを確保す

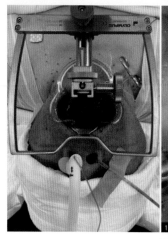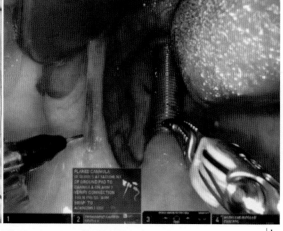

図 2. TORS の術野展開
a：FK-WO リトラクターによる術野展開
b：左中咽頭側壁癌に対する術野展開

a|b

る．そのまま外側へ手術操作を加え，外側端で内側翼突筋を確認，その深部の副咽頭間隙脂肪織を確認し，それぞれ通常温存する．副咽頭間隙脂肪織内には内頸動脈が走行しており，同脂肪織の合併切除を要する症例は頸部へ pull-through させたうえでの遊離（筋）皮弁による再建手術の適応と考える．尾側端については舌根への腫瘍浸潤が明らかでない場合も，安全域として舌扁桃溝および舌根扁桃の一部が切除に含まれることが多いと思われる[5]．外側から尾側深部において頰咽頭筋膜に沿って切離を進め，茎状咽頭筋，茎状舌筋を確認し切離し，腫瘍を en bloc に摘出する．止血を十分に確認したのち，筆者は経鼻胃管を挿入した後に創部をポリグリコール酸シートで被覆し，組織接着剤にて貼付している．

TORS を行ううえでのコツ

TORS を行ううえでのコツは，TORS が有する特性に対していかにアプローチしていくか，ともいえる．まず TORS は咽頭内腔から深部へ向けて手術を行うという点で他科におけるロボット支援手術と大きく異なる．そのため，繰り返しになるが，いかに腫瘍の全貌と切除する際の安全域を明視下において，良好な術野展開をするか，が鍵となる．FK-WO リトラクターなどで開口する際は，症例によってはブレードを変更するなど含めて，多少時間がかかっても妥協なくよい術野を展開したい．また，これは TORS に限らず経口的切除を行う際に必要なことであるが，咽頭内腔から深部へ向けて走行，位置する筋，膜構造（いわゆる inside-out anatomy）を熟知する必要がある．

手術手技の基本については TORS とはいえ，外切開手術や，従来の経口的切除術と変わりはないといえ，手術前に計画した切除範囲に対して，切開・剝離，止血，縫合といった基本操作を繰り返し，積み重ねて行っていく[6]．TORS においても切開しようとする部位に良好なテンションをかけることは重要であり，すなわち組織を把持する鉗子にて（通常はメリーランドが用いられると思われる）適切なトラクションをかけ，スパチュラあるいはモノポーラーシザーズにて切開を加える．場合によっては，助手が組織を把持することにより，より適切なテンションをかける．組織を切離後，スパチュラあるいはモノポーラーシザーズにて鈍的な剝離を施すことがあるが，その際は小血管を損傷しないように小さな動きでゆっくりと鉗子を動かす．TORS では前述したように鉗子を介した触覚がなく，高画質 3 次元画像による鮮明な画像情報による良好な空間認識でその点を補い手術を行う．術野は常に出血がない，クリーンな状態を保つ必要があるため，筆者は小血管はバイポーラにて，太い静脈や動脈はクリップを用いてこまめに止血するようにしている．茎突咽頭筋などの筋組織の切離にはベッセルシーラーエクス

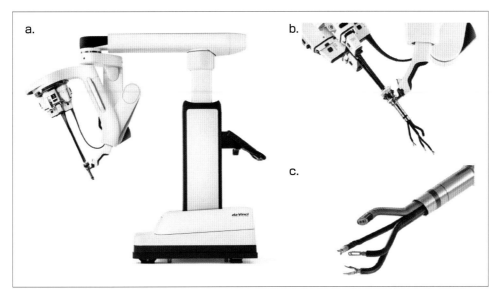

図 3. Da Vinci SP® サージカルシステム
(https://www.intuitive.com/ja-jp/products-and-services/da-vinci/systems/sp より改変)
a：da Vinci SP® サージカルシステム ペイシェントカート
b：da Vinci SP® サージカルシステム シングルポート
c：手首関節機能を搭載したカメラと柔軟に屈曲するインストゥメント

テンドを用いることも可能である[5].

　術後出血は TORS による手術関連有害事象の中でももっとも留意すべきものの一つである. 術後出血には軽度のものから死に至るものまで存在し, 米国における TORS の術後出血と血管処理の有無についての系統的レビュー／メタ解析では, major な術後出血(外切開による動脈結紮あるいは血管内塞栓処理を要した出血と定義)は 2.90％, minor な術後出血(術後出血のための緊急受診例, 術後出血に対して経過観察目的で入院とした例, 経口的に止血を得た例と定義)は 5.29％ で発生したとしている[7]. 同系統的レビュー／メタ解析では術後出血予防目的の血管処理(外切開による外頸動脈, あるいはその分枝に対する結紮処理)は TORS 後の術後出血の全発生率を減少させないとしている. しかし一方で, いくつかの単施設観察研究において術後出血予防目的の血管処理による重篤な術後出血の減少を報告していることにも言及している. 現在, 頭頸部ロボット支援手術運営委員会では原発巣の亜部位によって, 先行して頸部郭清術を行う際の血管処理, あるいは頸部郭清を併施しない際の TORS 同日の血管処理を推奨している. 血管内塞栓処理による術後出血予防の効果については今後の検討課題である.

さいごに

　現時点におけるダビンチサージカルシステムの最新モデルである da Vinci SP® サージカルシステム(da Vinci SP®)が 2023 年初から本邦での導入が始まった. 同モデルは Xi までとは異なり, 25 mm カニューラの中に高解像度 3D 内視鏡と 3 本のアームを内蔵しているシングルポートシステム(図 3)であり, TORS のような natural orifice(孔)から行う手術により有用と考えられる[8]. da Vinci SP® は従来のモデルと比べてコンパクトであり, また TORS では 2 本しか使用できなかった鉗子アームが 3 本使用可能となり, 実際にカダバーを用いた da Vinci SP® の前臨床試験では下咽頭のみならず, 声帯への操作も容易に行うことが可能との報告がある[9]. 2023 年 5 月現在, 本邦において 1 例目の da Vinci SP® による TORS が既に行われている. 本稿では TORS の手術手技とそのコツについて述べたが, 将来本邦においても da Vinci SP® が普及する際は, 手術手技とコツのアップデートが必要と思われる.

文　献

1) Nguyen AT, Luu M, Mallen-St Clair J, et al：Comparison of Survival After Transoral Robotic Surgery vs Nonrobotic Surgery in Patients With Early-Stage Oropharyngeal Squamous Cell Carcinoma. JAMA Oncol, **6**：1555-1562, 2020.
Summary 早期中咽頭扁平上皮癌を対象とした National Cancer Database（2010～2015）の後方視的研究.

2) 岸本　曜, 楯谷一郎, 清水　顕ほか：咽喉頭癌に対する経口的ロボット支援手術　国内外の現状と今後の展望. 日気食会報, **68**：122-125, 2017.

3) 藤原和典, 小山哲史, 福原隆宏ほか：経口的ロボット支援手術. 頭頸部外科, **29**：99-103, 2019.

4) 日本頭頸部外科学会 HP　耳鼻咽喉科・頭頸部外科におけるロボット支援手術の実施に関するご案内.

5) 塚原清彰：da Vinci 手術支援ロボットによる経口腔支援手術 transoral robotic surgery（TORS）. MB ENT, **247**：51-57, 2020.

6) 服部一紀：ロボット支援手術の基本手技. Jpn J Endourol, **33**：249-253, 2020.

7) Stokes W, Ramadan J, Lawson G, et al：Bleeding Complications After Transoral Robotic Surgery：A Meta-Analysis and Systematic Review. Laryngoscope, **131**：95-105, 2021.
Summary TORS の術後出血と術前血管処理の有無についての系統的レビュー／メタ解析.

8) 楯谷一郎：頭頸部外科におけるロボット支援手術の現状と展望. 耳展, **64**：134-144, 2021.

9) Tateya I, Koh YW, Tsang RK, et al：Flexible next-generation robotic surgical system for transoral endoscopic hypopharyngectomy：A comparative preclinical study. Head Neck, **40**：16-23, 2018.

MB ENT, 291：41-46, 2023

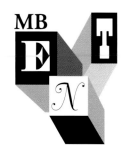

◆特集・頭頸部外科領域における鏡視下・ロボット支援下手術

Video-assisted neck surgery （VANS 法）の手術手技とコツ

村上大地[*1]　高木早織[*2]　保富宗城[*3]

Abstract　外科的切除は甲状腺腫瘍に対する標準治療に位置づけられる．頸部の手術創への整容的配慮から，様々なアプローチによる内視鏡補助下甲状腺手術が報告されてきた．Video-assisted neck surgery（VANS 法）は鎖骨下に切開を施し，広頸筋皮弁を筋鈎で挙上することで手術操作腔を確保する内視鏡補助下甲状腺手術である．CO_2送気による合併症を回避でき，より小さく，衣服に隠れる部位で皮膚切開を行い手術が可能となる利点を有する．我々は，VANS 法において胸鎖乳突筋と前頸筋の間から甲状腺に至る側方アプローチを用いている．頭頸部の解剖学的知識を有する耳鼻咽喉科頭頸部外科医にとって外切開に近いアプローチが可能で導入しやすい手術法であり，術野展開のしやすさや手術時間の短縮に寄与している．

Key words　VANS 法（video-assisted neck surgery），側方アプローチ（lateral approach），甲状腺腫瘍（thyroid tumor），甲状腺部分切除（partial thyroidectomy），反回神経（recurrent nerve）

はじめに

　外科的切除は甲状腺腫瘍に対する治療の標準治療に位置づけられる．甲状腺手術では従来より，頸部に 5 cm 以上の襟状切開を施す外切開手術が主流である．頸部に創ができることを回避するために，1997 年に Hüscher らが CO_2 低圧送気法による内視鏡下甲状腺葉切除[1]を初めて報告して以来，前胸壁[2]，腋窩[3)4)]，乳房[5)~7)]，耳後[8)9)]，口腔[10)11)]など，整容面に配慮した様々なアプローチによる内視鏡補助下甲状腺手術が報告されてきた．2000年に Ohgami らにより 15 mm の切開を通じた 3 本のトロッカーからの送気による乳房アプローチ[5]が，2001 年に Ikeda らにより腋窩アプローチ[3]が報告された．Shimazu らや Choe らは両側腋窩乳房から[6)7]，Terris らは耳介後部から[8]，また 2013年には Nakajo らが口腔内からの吊り上げ法によ

るアプローチ[11]を報告している．とりわけ，Shimizu らは内視鏡手術における操作腔の確保法として，鎖骨下から挙上した皮弁を筋鈎を用いて吊り上げることにより，CO_2 送気が不要な手術法（video-assisted neck surgery：VANS 法）[12]の有用性を報告した．VANS 法は CO_2 塞栓や血行動態への影響といった送気による手術合併症を回避できること，創部が小さいため入院期間も 2～5 日と従来の外切開と比べて短いこと[13]，創部が衣服に隠れるため整容面で優れることなど多くの利点を有しており，特に女性にとっては満足度の高い手術法である．鎖骨下切開であるため外切開手術に類似した解剖学的イメージで内視鏡補助下手術が導入可能であることから，本邦において施行される内視鏡補助下甲状腺手術においては VANS 法が主流となっている．一方で，内視鏡補助下甲状腺手術は従来の外切開と比較し，手術手技の獲得

*1 Murakami Daichi，〒 641-8510 和歌山県和歌山市紀三井寺 811-1　和歌山県立医科大学耳鼻咽喉科頭頸部外科，講師
*2 Takagi Saori，同科／いとう耳鼻咽喉科
*3 Hotomi Muncki，同科，教授

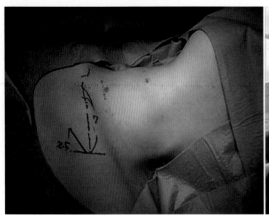
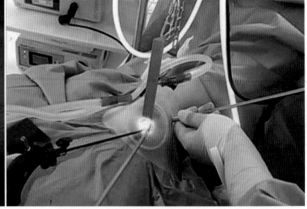

図 1. 右 VANS 法における皮膚切開(a)と機器セッティング(b)　　　a | b

までのラーニングカーブを要することが報告され
ている[14)~16)]．近年我々は，鎖骨下切開による
VANS 法において側方アプローチが手術時間を
有意に低下させることを報告した[13)]．

本稿では VANS 法の基本手技と，我々が行って
いる側方アプローチでの甲状腺良性腫瘍に対する
内視鏡補助下甲状腺部分切除術について解説する．

手術手技

1．手術準備

手術は術者とカメラを操作する第一助手の 2 人
で行う．術者は患側に位置し，第一助手は患側で
患者の頭側に位置する．内視鏡のメインモニター
を健側に，サブモニターを患側に配置する．手術
機器は，外科用ケリー鉗子とともに腹腔鏡手術用
把持鉗子（カールストルツ・エンドスコピー・ジャ
パン）を，エナジーデバイスについては各施設
様々であるが超音波凝固装置（HARMONIC® HD,
ジョンソン・エンド・ジョンソン）を用いている．

手術は全身麻酔下に行う．反回神経術中モニタ
リングのため，EMG 気管チューブ（メドトロニッ
ク）による経口気管挿管を行う．挿管チューブは
正中固定とする．患者体位は仰臥位とする．肩枕
は使用せず，患側の肩を挙上させておくと鎖骨下
の創部から術野の距離が短縮し鉗子操作が容易と
なり，また甲状腺腫瘍，鎖骨，胸骨切痕や気管な
ど解剖学的な位置を用手的に確認することも可能
となる．また，頭部を患側に軽く回旋させること
で前頸筋群と胸鎖乳突筋を弛緩させ，皮弁の吊り

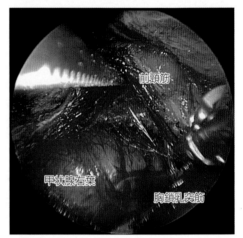

図 2. 左 VANS 法における側方アプローチ
胸鎖乳突筋と前頸筋の間を切開し甲状腺
被膜に至る

上げが容易になり手術操作野が広く取れるような
工夫をしている．

2．皮膚切開と側方アプローチ

胸骨切痕より患側に 7 cm 外側の位置で，鎖骨
下の皮膚を皮膚割線に沿って 2.5 cm 横切開する
（図 1-a）．モノポーラを用いて広頸筋下を剥離し
皮弁を挙上する．鎖骨を越え胸鎖乳突筋前縁を確
認し，前頸筋との間を切開することで側方アプ
ローチとする（図 2）．前頸筋裏面を剥離し長筋鈎
で挙上することで甲状腺被膜を露出する．ここで
胸鎖乳突筋前縁から背側に向かって操作を進める
と内頸静脈の怒張している患者では血管損傷のリ
スクが予想されるため，前頸筋裏面に向けて操作
を進める．剥離が困難な前頸筋は一部を切除側に
合併する．

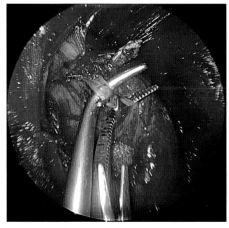

図 3. 左 VANS 法における上極処理
上甲状腺動静脈を確実にクリッピングする

創部に甲状腺用ラッププロテクター®(八光)を装着し,皮弁下に皮弁吊り上げ鈎(Mist-less VANS リトラクタセット AKR,八光)を挿入し,手術台頭側端に設置した固定具で固定し術野を展開すると甲状腺片葉を明視下における.皮弁吊り上げ鈎の患側中央部より 5 mm のカメラポートを作成し,0°の硬性内視鏡を第一助手が保持する(図 1-b).

3.甲状腺外側,上極操作

甲状腺被膜上でツッペルや鉗子を用いて鈍的に甲状腺外側の剥離を行い,中甲状腺静脈を超音波凝固装置で凝固後に切断する.上喉頭神経を温存しながら甲状腺上部より剥離し,上極で上甲状腺動静脈を処理する.血管の処理は血管径が小さければエナジーデバイスのみでも可能であるが,我々は上極の処理にクリップアプリケーター(Montgomery-Youngs Rhinoforce® Ⅱ,カールストルツ)を使用し,中枢端で確実にクリッピングした後(図 3),末梢端を超音波凝固装置で凝固後に切断している.

4.反回神経の同定と処理

甲状腺上極を内側に圧排すると副甲状腺上腺を同定できる.副甲状腺上腺を背側へ剥離すると,その内側に反回神経が視認できることが多い.反回神経の同定には NIM Response® 3.0(メドトロニック)を用いている.この操作では Tan らが報告しているように外科的被膜(false fascia)に沿っ

て剥離を行うことが重要で,それにより反回神経を被膜下に残し温存が可能となる[17].反回神経が輪状甲状切痕に進入することを確認後,甲状腺背側実質を残存させないよう Berry 靭帯を剥離し超音波凝固装置で凝固後に切断する.この時,エナジーデバイスによる反回神経や気管軟骨の熱損傷を避けるためには,アクティブブレードを反回神経や気管軟骨に接触させないようにするなど,注意が必要である.

5.下極処理と甲状腺片葉の摘出

正中で気管前面を確認し,甲状腺下極で気管軟骨を露出させる.その後,甲状腺下極で反回神経の損傷に注意しつつ下甲状腺動脈を切断し副甲状腺下腺を温存する.甲状腺峡部をエナジーデバイスで切断し腫瘍を摘出する.腫瘍が創部より大きい場合は切開創を最小限延長する.摘出後は創部を生理食塩水で洗浄し出血部位の確認,止血を行う.甲状腺床にサージセルコットンを貼付する.3.5 mm の閉鎖式ドレーンを留置し,筋層,皮下,皮膚の 3 層で縫合し閉創し手術を終了する.ガーゼによる創部圧迫は行っていない.

6.術 後

術後は従来の手術と同様,全身麻酔術後 4 時間の安静解除以降は特段の安静指示は行わず,手術翌日より経口摂取を再開する.術後 2 日程度でドレーン排液が 10 mL 未満となればドレーンを抜去し,退院可能としている.抜糸は術後 7 日目を目処に行う.患者の体格によっては乳房などの重量により創に緊張がかかり,術後瘢痕やケロイド形成のおそれがあるので,抜糸後の創部への緊張を回避するためにテーピングを 3〜6 か月程度行うよう患者に指導している.

考 察

1.アプローチ法による違い

VANS 法には皮弁作成後の術野へのアプローチ法として,前頸筋間白線からの正中アプローチと胸鎖乳突筋前縁からの側方アプローチがある.Shimizu らの VANS 法は鎖骨下に 2.5〜4.5 cm の

皮膚切開を置く側方アプローチ[12)18)]を，また，Toriは5mmのカメラポートを鎖骨下に作成し，患側頸部に1.5cmの皮膚切開を置く側方アプローチを報告している[2)]．一方，野村らは同様に鎖骨下に2.5cmの切開を置き，左右の前頸筋間の白線を分割して甲状腺に到達する正中アプローチ[15)19)]を報告している．正中アプローチでは白線を剝離し筋鈎を用いて前頸筋を外側へ牽引し固定する必要があるが，この手術操作自体は従来の外切開と同様であるため局所の解剖学的特徴が理解しやすく導入しやすい．

反回神経周囲の操作においても，アプローチ法による違いが存在する．反回神経周囲の操作では甲状腺を内側に圧排することが重要であるが，甲状腺の容量が大きい場合は圧排する術者の手に負担がかかるうえに，甲状腺を安定して保持することに難渋し時間を要することがある．側方アプローチでは外側からカメラワークが取れるため圧排する負担は軽く済む．正中アプローチを行う野村らは対側から腹腔鏡下手術用のワイヤーリトラクターを使用し，助手が甲状腺を保持するよう工夫をしている[19)]．

我々はVANS法の導入当初は，白線からの正中アプローチを行っていたが，前頸筋の牽引に使用する筋鈎のセッティングに時間を要することや，前頸筋が厚い場合に筋鈎が外れることなど，手術時間が長くなる原因の一つとなっていた．側方アプローチでは筋鈎が不要で，また皮弁作成の剝離範囲も胸骨舌骨筋外縁までと少ない範囲で済むことなどから手術時間が有意に短縮したため[13)]，現在我々は側方アプローチによるVANS法を行っている．

2．術後反回神経麻痺

術後反回神経麻痺は甲状腺手術において一般的な合併症の一つであり，我々の報告では内視鏡補助下甲状腺手術全例のうち永久的反回神経麻痺は1.4%であった[13)]．従来の外切開手術における反回神経麻痺発生率は3〜6%程度[20)]とされているためVANS法での反回神経麻痺の発生率とは大き

な違いは認めない．術後反回神経麻痺を生じる原因には牽引，熱損傷，吸引，切断などがあるが，エナジーデバイスが欠かせない内視鏡手術での原因は熱損傷によることが多い．従来の外切開の手術では牽引操作で神経の外層を破壊することで一過性反回神経麻痺を引き起こすが，熱損傷は内層の神経内膜を損傷するため永久的反回神経麻痺を引き起こす可能性が高くなる．我々の永久的麻痺をきたした1例は熱損傷が原因であったと考えられた．手術手技を習得したうえでエナジーデバイスの特性を理解し，神経との距離を十分に取り操作する必要がある．2021年にはNodaらがVANS法において術中神経持続モニタリングを初めて行ったことを報告している．術中迷走神経を露出する必要があるため手術時間は30分延長したものの一過性，永久的とも術後反回神経麻痺をきたすことはなかった[21)]ため，腫瘍径が大きい症例，非反回下喉頭神経症例[22)]，あるいは悪性腫瘍例には有用だと考える．

最後に

VANS法は整容面で患者満足度が非常に高く優れた術式である．適応症例は甲状腺良性腫瘍とバセドウ病だけでなく，今では副甲状腺手術，甲状腺悪性腫瘍に対しても普及している．ここで述べたように甲状腺良性腫瘍に対してのアプローチ法としては側方アプローチが手術時間の短縮に有用であるが，今後も新たなアプローチ法や手術手技が開発されると期待される．

術者としてのVANS法の手術手技獲得については，15例程度の手術経験で手術時間が2時間程度で安定した[15)]，良性・悪性症例を含め約30例で外科的熟練度が達成した[16)]などというラーニングカーブが報告されている．一方，他の頭頸部外科手術ではなじみの薄い手術手技であり，地域や施設によって耳鼻咽喉科頭頸部外科での症例数が多くないことも課題であるが，手術手技獲得のためには継続して執刀を行っていくことが重要である．

参考文献

1) Hüscher CS, Chiodini S, Napolitano C, et al：Endoscopic right thyroid lobectomy. Surg Endosc, **11**：877, 1997.

2) Tori M：Hybrid-type endoscopic thyroidectomy(HET：Tori's method)for differentiated thyroid carcinoma including invasion to the trachea. Surg Endosc, **28**：902-909, 2014.

3) Ikeda Y, Takami H, Niimi M, et al：Endoscopic thyroidectomy by the axillary approach. Surg Endosc, **15**：1362-1364, 2001.

4) Bärlehner E, Benhidjeb T：Cervical scarless endoscopic thyroidectomy：Axillo-bilateral-breast approach(ABBA). Surg Endosc, **22**：154-157, 2008.

5) Ohgami M, Ishii S, Arisawa Y, et al：Scarless endoscopic thyroidectomy：breast approach for better cosmesis. Surg Laparosc Endosc Percutan Tech, **10**：1-4, 2000.

6) Shimazu K, Shiba E, Tamaki Y, et al：Endoscopic thyroid surgery through the axillo-bilateral-breast approach. Surg Laparosc Endosc Percutan Tech, **13**：196-201, 2003.

7) Choe JH, Kim SW, Chung KW, et al：Endoscopic thyroidectomy using a new bilateral axillo-breast approach. World J Surg, **31**：601-606, 2007.

8) Terris DJ, Singer MC, Seybt MW：Robotic facelift thyroidectomy：patient selection and technical considerations. Surg Laparosc Endosc Percutan Tech, **21**：237-242, 2011.

9) Lee KE, Kim HY, Park WS, et al：Postauricular and axillary approach endoscopic neck surgery：a new technique. World J Surg, **33**：767-772, 2009

10) Benhidjeb T, Wilhelm T, Harlaar J, et al：Natural orifice surgery on thyroid gland：totally transoral video-assisted thyroidectomy(TOVAT)：report of first experimental results of a new surgical method. Surg Endosc, **23**：1119-1120, 2009.

11) Nakajo A, Arima H, Hirata M, et al：Trans-Oral Video-Assisted Neck Surgery (TOVANS). A new transoral technique of endoscopic thyroidectomy with gasless premandible approach. Surg Endosc, **27**：1105-1110, 2013.

12) Shimizu K, Akira S, Tanaka S：Video-assisted neck surgery：endoscopic resection of benign thyroid tumor aiming at scarless surgery on the neck. J Surg Oncol, **69**：178-180, 1998.
    Summary 甲状腺腫瘍に対し，整容面に配慮し鎖骨下に皮膚切開を施す VANS 法を報告している。

13) Takeda S, Enomoto K, Hiraoka M, et al：Lateral approach contributes to shortened surgical time in video-assisted neck surgery (VANS)for thyroid nodule. Surg Open Sci, **30**：19-23, 2022.
    Summary VANS 法において，側方アプローチが手術時間の短縮に寄与することを報告している．

14) Shimizu K, Tanaka S：Asian perspective on endoscopic thyroidectomy—a review of 193 cases. Asian J Surg, **26**：92-100, 2003.

15) 野村研一郎，片山昭公，高原　幹ほか：良性結節性甲状腺腫に対する内視鏡補助下甲状腺手術(VANS 法)182 例の検討．頭頸部外科，**27**：45-52, 2017.
    Summary VANS 法が外切開と比べ安全性に問題ないことや手術獲得に要するラーニングカーブを報告している．

16) Nagaoka R, Sugitani I, Kazusaka H, et al：Learning Curve for Endoscopic Thyroidectomy Using Video-Assisted Neck Surgery：Retrospective Analysis of a Surgeon's Experience with 100 Patients. J Nippon Med Sch, **89**：277-286, 2022.

17) Tan YH, Du GN, Xiao YG, et al：The false thyroid capsule：new findings. J Laryngol Otol, **127**：897-901, 2013.

18) Shimizu K, Shimizu K, Okamura R, et al：Video-assisted neck surgery(VANS)using a gasless lifting procedure for thyroid and parathyroid diseases："The VANS method from A to Z". Surg Today, **50**：1126-1137, 2020.

19) 野村研一郎，高原　幹，片山昭公ほか：当科での内視鏡補助下甲状腺手術(VANS 法)の治療成績と今後の課題．内分泌甲状腺外会誌，**33**：215-218, 2016.

20) Enomoto K, Uchino S, Watanabe S, et al：Recurrent laryngeal nerve palsy during surgery for benign thyroid diseases：risk factors and outcome analysis. Surgery, **155**：522-528, 2014.

21) Noda T, Ishisaka T, Okano K, et al : Experience with the use of intraoperative continuous nerve monitoring in video-assisted neck surgery and external cervical incisions. Laryngoscope Investig Otolaryngol, **6** : 346-353, 2021.

22) Kuwazoe H, Enomoto K, Murakami D, et al : The Role of Anatomical Imaging and Intraoperative Neuromonitoring(IONM)for Successful Prediction of a Nonrecurrent Laryngeal Nerve. Case Rep Surg, **2022** : 3147824, 2022.

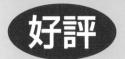

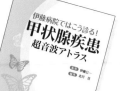

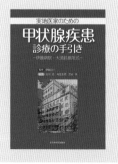

MB ENT, 291：48-54, 2023

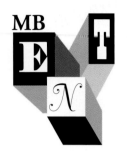

内視鏡下甲状腺手術 video-assisted neck surgery(VANS)のトレーニング

菅野真史*

Abstract 内視鏡下甲状腺手術は，切開創の位置や甲状腺摘出の手順，使用する器材など細部が多岐にわたり，施設によって異なる．保険診療となり約7年が経過したが，適切な手術マニュアルやトレーニングプログラムは存在せず，発展途上の術式である．日本内分泌外科学会が定めた研修ガイドラインを紹介し，新たに手術を開始するために必要な研修内容を解説した．本法は，腹腔鏡手術を行ったことのない外科医にとっては馴染みのない道具や手技を用いるため，難しいとされている．最初に経験するラーニングカーブについて，当院の例を用いて紹介し，トレーニングの重要性について説明した．VANS に早く慣れるために当院で実施しているトレーニング，特にドライラボで試行錯誤しながら道具を開発・工夫していること，カダバートレーニングの利点・欠点などについて，具体的に解説した．また，当院では on-the-job training を術者中心でとらえ，4段階のステップで取り組んでいることを解説した．

Key words 内視鏡下甲状腺手術(endoscopic thyroid surgery)，VANS(video-assisted neck surgery)，手術トレーニング(surgical training)，off-the-job training(Off-JT)，内視鏡手術トレーニングボックス(endoscopic surgery training box)

はじめに

内視鏡下甲状腺手術は 1997 年に初めて報告され，本邦では 1998 年に Shimizu らによって video-assisted neck surgery(VANS)法が報告された[1]．その後も様々な術式が報告され，2006 年に先進医療B，さらに 2014 年に先進医療Aに指定され，2016 年によようやく甲状腺良性疾患に対して保険収載に至った．先進医療の期間において，不退転の決意で手術全体の安全性と有効性を証明し続けた先生方に敬意と感謝を申し上げたい．我々は，この手術を進化させつつ，その普及を推進しなければならない．しかしながら，内視鏡下甲状腺手術は高度な技術を要する手術であり，術者には適切な訓練と経験が要求される．日本内分泌外科学会では「甲状腺・副甲状腺内視鏡手術に関する研修ガイドライン」を定め，術者に適切なトレーニングを受けることを勧告している．本稿では，本邦でもっとも一般的に行われている内視鏡下甲状腺手術である VANS 法の鎖骨下(前胸部)アプローチのトレーニング方法を解説する．

研修ガイドラインの勧告

日本内分泌外科学会の「甲状腺・副甲状腺内視鏡手術に関する研修ガイドライン」では，本手術は経験豊かな指導者(プロクター)のもとで下記事項についての適切なトレーニングを受けたのちに施行するように勧告している．

1. 外科医として，一般的な頸部切開による手術手技と周術期管理，合併症の治療法の習得
2. 内視鏡下に見る甲状腺・副甲状腺の解剖学的構造や相対的位置関係の理解

* Kanno Masafumi, 〒910-1193 福井県吉田郡永平寺町松岡下合月 23-3 福井大学耳鼻咽喉科頭頸部外科，助教

症例	性別	年齢	側	出血量(mL)	時間(分)	特記事項
1	女性	55	右	5	186	胸部創部感染
2	男性	60	右	40	239	外切開
3	女性	68	右	10	188	術後出血
4	女性	71	右	10	177	
5	女性	60	左	70	169	
6	女性	61	左	10	166	
7	男性	62	右	25	167	一過性反回神経麻痺
8	女性	54	右	20	175	
9	女性	23	右	微量	140	
10	女性	19	左	微量	121	
11	女性	52	右	微量	149	

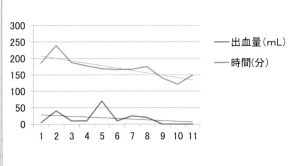

図 1. 筆者の 1〜11 例目までの症例一覧と VANS 開始当初のラーニングカーブ
徐々に手術時間の短縮がみられ，開始当初は合併症が多かった

3．手術用内視鏡に関する操作の修得とその原理についての理解
4．2 次元のモニター画像下での距離感覚の習得
5．拡大映像化での視覚-手指運動協調(hand-eye coordination)の習得
6．遠隔操作による臓器触知感覚の習得
7．エネルギーデバイスなどの特殊機器使用法の習熟
8．内視鏡手術に必要な体内結紮法などの特殊技術の習得

症例集積するための具体的な方法

保険診療を行うための施設基準があり，その一つに術者として 5 症例の経験が求められている．現時点では，症例集積するための方法として 2 通り定められている．

1．自施設への指導者招聘
施設認定取得までの症例は保険請求ができないため，自施設が負担する．

2．受入れ可能な施設への短期留学
受け入れ施設の医師として手術を行う．

しかし，プロクターの数が少ないうえ，斡旋を受けられないため，施設基準の 5 症例に到達するハードルは高い．（プロクターリスト http://jaes.umin.jp/pdf/proctorlist.pdf）

さらに，5 症例の経験で十分満足のいく手術ができる術者はごく少数であり，普通はラーニングカーブを描き，安定した手術内容に達するには数十症例の経験を要する．

術者を目指す医師は，これらのハードルをすべて乗り越えるべく，強い意志をもって取り組まなければならない．

手術上達までのラーニングカーブ

図 1 は当院で指導医を離れて手術を開始した 1〜11 例目までの手術時間，出血量，合併症などの特記事項を示したものである．経験症例 9 例以降は，手術時間は約 2 時間，出血量も少量で安定してきているが，開始当初の手術時間は長時間となり，出血量も多いことがわかる．また，術後感染や術後出血，反回神経麻痺，VANS を断念し外切開に切り替えた症例も相次いで経験している．当初は自信がないため若い女性を敬遠してしまっていたが，むしろ高齢者や男性は難易度が上がることが多く，慣れないうちはむしろ避けるべきであったと反省している．原則として，手術においてラーニングカーブを描くことは避けなければならない．

内視鏡下甲状腺手術が難しい理由

独特な視野による解剖把握の困難さ，視野だけでなく操作スペースも狭く制限されていること，内視鏡鉗子やデバイスの操作に高度な熟練を要することなどが内視鏡下甲状腺手術の難易度を上げている．また，solo surgery の要素が強く，内視鏡持ちなどの助手を経験しただけで術者を務めることは困難である．耳鼻咽喉科頭頸部外科医は，この種の内視鏡手術の経験を積んでいないため，基本的な内視鏡手術器具の操作が身についていない．訓練をしなければ，たとえ数百例の外切開手

術の経験があっても，すぐに内視鏡下手術を思いどおりにできるわけではない．

その一方で，VANS法は内視鏡下甲状腺手術の中では比較的視野が広くとれ，指も術野に届くなど，他に比べて取り組みやすい術式である．安全なVANS法を習得する教育システムやトレーニングがあれば，広く普及できる手術手技である．

VANSのトレーニング

上達までのラーニングカーブを可能な限り短期間にするためには，トレーニングが不可欠である．外切開手術は長い時間をかけて指導医の技術を学び，実際の手術を通じて習得したと思われるが，VANSは短期間でマスターする必要がある．

外科や婦人科，泌尿器科など内視鏡下手術が多い診療科では，学会主催の内視鏡手術セミナーが多く開催され，各施設でも内視鏡手術トレーニングプログラムが設けられている場合がある．VANSも高度な技術を要する手術手技であり，教育体制の確立が必要である．一般論とはなるが，当院で取り組み始めたことを中心にVANSを安全に執刀するまでのトレーニング手順を提案する．

1．Off-the-job training（Off-JT）

まずは実践の前に，VANSで使用する器具の基本的な取り扱いや，直接手で触れられない触覚の乏しさ，自由度の少ない長い鉗子の操作，2次元の画面を見ながらの手指の協調運動などを身につけなければならない．Off-JTとしては，学会や多施設共同で開催する講習会やハンズオンなどのトレーニングセッションも含まれ，手術開始の登竜門となることが想定されるが，内視鏡下甲状腺手術ではまだほとんど行われていない．現在は個人や各施設で実践前のトレーニングを考案・実施していると思われ，当院の取り組みを踏まえて紹介する．

1）ドライラボ

まず，ドライラボで基本的なトレーニングを行い，器具操作に慣れる必要がある．教育病院であれば，主に学生や研修医が内視鏡手術の基本的な

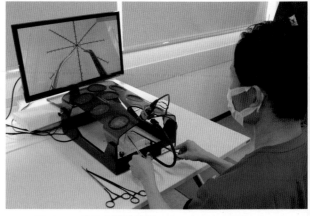

図2. 一般的な腹腔鏡用のトレーニングボックス
鉗子孔は上部にあり，VANSの練習には横から鉗子を挿入するが，手元が自由すぎて練習にならない

操作を経験し，手術の魅力を知るために，スキルラボ室に腹腔鏡下手術のトレーニングボックスが準備されている．問題としては，①トレーニングボックスは腹腔内用に設計されており，作業スペース，手の入る角度，鉗子挿入孔の数や大きさなどがVANSとは異なること（図2）．②VANSでは特有の器具を使用するため，ドライラボの標準的な器具とは長さや大きさが異なること．③練習の対象物となる専用の臓器モデルがないこと（縫合練習パットなどは転用可能）．といった点が挙げられる．解決策としては，まずVANS専用の器具は手術セットをOPE室から借りればよいが，練習用に鉗子だけでも購入できればより望ましい．続いて，腹腔鏡とVANSはスペースが全く異なるためトレーニングボックスの開発が重要である．腹腔鏡練習用のパーソナルトレーナープラス®（八光）を改良して鉗子孔の直径がVANS同等で，ほぼ体表付近にあるトレーニングボックスを試作中である（図3-a）．操作腔の狭さ，手元の制限の受け方，器具の侵入角度，画面の見え方など，実際の状況に近くなっている（図3-b）．練習するモジュールは，当院では毛糸で吊るした水風船を甲状腺に，タオルを筋肉に見立てて巻いて手作りしている．なかなかいうことをきかない甲状腺（水風船）の上極で血管（毛糸）を剥離・把持・切断・結紮する練習などができる（図4）．VANSでは筋肉などの周囲組織を両手のツッペル鉗子で開

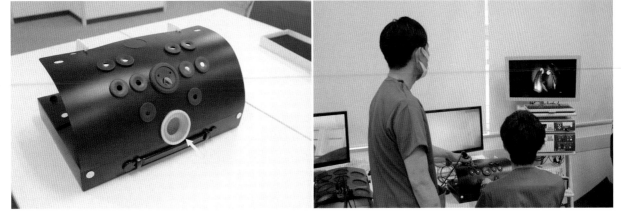

a|b

図 3. パーソナルトレーナープラス®(八光)を改良したトレーニングボックス
　a：鉗子孔(黄色矢印)はVANS法と同じ大きさで，皮膚面近くに作成している
　b：VANS同様の角度で鉗子が入り，同様の操作制限を体感できる

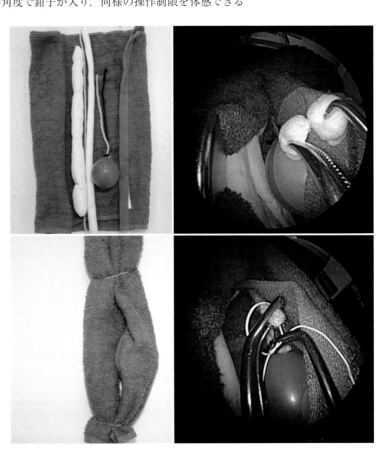

a|c
b|d

図 4.
ドライラボ用ターゲットの工夫
　a：水風船を2本の毛糸に吊るして
　　いる．毛糸は動静脈を想定してい
　　る．総頸動脈，内頸静脈，迷走神
　　経も作成している
　b：胸鎖乳突筋と前頸筋の分け目
　　を想定してタオルを筋肉に見立
　　てて包み込む
　c：内視鏡下の操作．筋肉(タオ
　　ル)をめくって甲状腺に到達する
　d：甲状腺(水風船)をコントロー
　　ルしながら，上極を処理(血管結
　　紮練習)している

くように剥離するという手技を多用するが，折り重なって畳んであるアルコールシートをツッペル鉗子で左右にめくりながら纏めたり，また開いて整えたりという作業がこれに近い．実際の筋肉を剥離する感覚は鶏胸肉を用いれば代用できる．これらにより，かなりVANSに近い感覚での基礎トレーニングができている．

2）シミュレーショントレーニング

　実際の手術に近い環境を再現するバーチャルリアリティ(VR)を用いて，基本的な手術手技や手順について模擬患者を使って練習することができる．腫瘍の大きさや手術の複雑さを設定し，段階的に難易度を上げていくのが理想的である．現状では，腹腔鏡手術のシミュレーターを使用する以

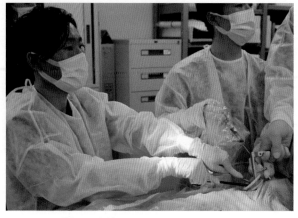

図 5. 当院のカダバートレーニング
修練医が執刀しているが，ホルマリン固定の
カダバーはかなり感覚が異なる

外に方法はなく，その開発が望まれている．

3）アニマルラボ

頭頸部領域は霊長類以外の動物との解剖学的相違が多く一般的ではない．たとえば，アニマルラボでよく使用されるブタの場合，甲状腺はヒトとは大きく異なり，小さな楕円の単腺で気管上に位置し血管が細く，手術練習には向いていないとされている[2]．加えて，皮下脂肪が厚すぎるうえ，鎖骨がないため VANS トレーニングにはさらに不向きである．

4）カダバートレーニング

本邦においても学会発表や講演会，手術講習会などにおいてカダバーが用いられる機会が増えている．これは，カダバートレーニングの重要性が認められ 2012 年 4 月に「臨床医学の教育及び研究における死体解剖のガイドライン」が制定されたためである．Solo surgery の要素が強く，高度な手術技術が求められる VANS は，まさにカダバートレーニングのよい適応であり，効率的な修練が期待できる．特に，反回神経の見え方や各部位の位置関係など，解剖の確認や手術手順の確認に有用であると考える．しかし，ホルマリン固定した頸部は硬く，組織の弾性や質感が失われているため，実際の手術とは手の感覚がかなり異なる（図5）．実践に則した手術手技をトレーニングするためには，低濃度ホルマリンを用いた Thiel 法固定献体や凍結保存の未固定献体が推奨される．徳島

大学の VANS 教育プログラムでは，未固定献体を使用し，実際の手術と同様にカメラシステムやエナジーデバイスを用いて，① 皮弁作成，② 皮膚を吊り上げての術野展開，③ 反回神経の確認，④ 副甲状腺の確認に至るまで質の高い実践トレーニングが可能であった[3]．一方で，甲状腺実質と周囲組織との境界は組織変性により不明瞭であり，甲状腺と周囲筋群や気管の剥離や，甲状腺峡部の切離については評価が低いと報告されている[4]．

2．On-the-job training（On-JT）

実践訓練は，経験豊富な指導医の監督のもと，安全を担保しつつ，術者の経験や能力に応じて，段階的かつ継続的に行われるべきである．しかし，VANS は 5 症例で自立した手術を目指さなければならない．

On-JT には 4 つの段階があるといわれている：show（見せる），tell（伝える），do（実行する），check（確認する）の 4 段階である．指導者は，手術のコツを教える際に，これらの段階を意識する必要がある．これから VANS を始める医師は以下のプロセスを丁寧にこなしてほしい．

1）観 察

手術見学に行く．手術の実施に関与しないで観察し，VANS 手術中の雰囲気や手術手技に慣れる．手術器材の配置や段取り，執刀医と助手の分担，介助するコメディカルの役割などを理解する．また，手術動画を譲り受けて勉強する際は，要所だけをみるのではなく，全体を通して自分の手の動きをイメージしながら何度も確認する．

2）助手としての参加

手術のセットアップや器材の準備を行い，執刀医やコメディカルと協力し，スムースな手術進行のための手順を理解する．スコピストとして手術に参加してカメラ操作を習得し，VANS 特有の術野展開やモニター視野での解剖の把握に習熟する．また，アドバイスを受けながら手術の一部を執刀し，鉗子やエネルギーデバイスなどの器具の操作に慣れることも重要である．

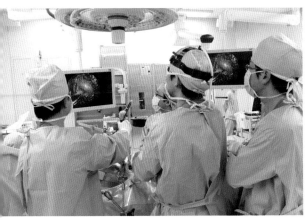

図 6. On-the-job training
執刀を頻繁に交代しながらコツを学び，徐々に
レベルアップを図る．手術メンバーは多くなる

3）指導者のもとでの手術

経験豊富なプロクターの指導のもと，徐々に難
易度の高い操作を克服し，最終的には術式をすべ
て習得する．術式の手順や危険個所，上手く行う
ためのコツなどをリアルタイムで指導を受け，技
術や判断力を高めていく．最初は術者と助手が頻
繁に交代する（図6）が，最終的には執刀医として
独り立ちする．限られた症例数の中で，安全を担
保しながら難易度の高い操作を習得することが大
変である．

4）自律的な手術とフィードバック

独立して手術を行うようになっても，ラーニン
グカーブを描き，合併症やその他の問題が生じる
可能性がある．自分の手術成績と向き合い，指導
医とともに手術ビデオを見返して問題点を洗い出
し，必要に応じてアドバイスやサポートを受ける
心構えをもつ．当科で術後出血があったときは，
手術ビデオを複数のVANS術者にみてもらい，再
発防止策を講じた．そのため，当院では血管結紮
の手技を多く用いている．独り立ちした後も，独
自の手術スキルを磨きながら手術のリーダーシッ
プと責任をもち続ける．必要に応じて再度トレー
ニングを行い，問題点を克服することが重要であ
る．

3．チームベースのトレーニング

VANSは，チームでの協力が不可欠である．手
術室内のチームメンバー，特に執刀医と看護師間
のコミュニケーションと連携をトレーニングに組
み込むことが重要である．施設での初回手術の前
に，十分にドライランやリハーサルを実施する．
シミュレーション環境を作って，手術室内の連携
を向上させるためのチームベースのトレーニング
を実施するべきである．看護学では，臨床に近い
状況で行う「状況別トレーニング（situation-based
training）」が積極的に行われている．

4．ワークショップや研修会・講習会の開催

内視鏡下甲状腺手術に関するワークショップや
トレーニングセッションを定期的に開催すること
により，執刀医は情報を交換し，技術を共有する
ことができる．プロクターによる講演やデモンス
トレーションは，最新の技術や手法に触れる機会
を提供できる．トレーニング用の人工的な解剖模
型を用いたハンズオンセミナーを開催し，手術器
具や手技の使い方を実際に体験できれば，新たに
VANSに取り組む医師や施設が増える可能性が
ある．

今後の課題

昨今の情勢を鑑みると，手術の実践の場で練習
するという考え方は誤りであり，倫理的に健全な
状況で安全を担保するためのトレーニングが必要
である．研修の実施にあたっては，安全性と有効
性を確保するために厳密な品質管理が必要であ
り，関係者や関係機関が連携して適切なプログラ
ムを作成し，その実施を管理することが望まれ
る．他の外科領域と比較して，特に整備が必要と
思われる点を以下に3点挙げる．

1．ドライラボ用のVANS手術に則したトレー
　　ニングボックス
2．トレーニング用の臓器モデル
3．VR手術トレーニングシステム

トレーニングボックスは前述のように開発中
で，腹腔鏡用のボックスよりも格段にVANSに近
い練習ができている．さらに改良され，市販化さ
れることを望む．臓器モデルは，最新の3Dプリ
ンターを使って比較的安価に作成することが可能

であり，現在いくつかの企業と共同開発を進めている．VR手術トレーニングシステムはまだ構想段階であるが，現代の技術を用いれば，実際の手術に近いトレーニングを構築できると考えている．安全性とVANSの普及の両面からシステムの開発が望まれるが，費用対効果も重要であり，現状で需要が見合っているか課題が残る．

さいごに

頸部に傷跡を残さないVANS法は，患者にとって大きなメリットであり大変喜ばれる．手術を開始するためのレールが整備されていればよいのだが，普及途上の術式であり，トレーニング方法や環境の整備が不十分である．ドライラボ用の道具やシミュレーターの開発，ハンズオンや講習会の充実は，手術全体の質を向上させ，安全な手術提供につながると考えており，今後の発展に期待し微力ながら貢献したい．VANS法はある程度は難易度の高い手術であると理解し，不屈の精神で取り組まなければならないが，この術式に興味をもち，執刀したい気持ちがあれば「好きこそ物の上手なれ」で誰でも可能な術式である．VANS手術に関心がある方は，ぜひ連絡をいただきたい．

文　献

1) Shimizu K, Akira S, Tanaka S：Video-assisted neck surgery：Endoscopic resection of benign thyroid tumor aiming at scarless surgery on the neck. J Surg Oncol, **69**：178-180, 1998.
2) 塚原清彰：アニマルラボトレーニングによる耳鼻咽喉科頭頸部外科のOff-the-Job-Training. 日耳鼻会報, **126**：26-30, 2023.
　Summary 頭頸部手術におけるアニマルラボを解説している．甲状腺に関してはヒトと異なるため，「ヒトの甲状腺摘出術のトレーニング」には適していないと評している．
3) 坪井光弘, 青山万里子, 羽黒　章ほか：内視鏡手術の教育システム. 内分泌外科, **37**(1)：22-26, 2020.
　Summary 徳島大学のVANS教育システムについて，特にOff-JTについてカダバートレーニングを中心に解説している．
4) Aoyama M, Takizawa H, Tsuboi M, et al：Surgical training in video-assisted neck surgery-based thyroidectomy using fresh frozen human cadavers. J Med Invest, **66**：293-296, 2019.
　Summary VANS手術のカダバートレーニングの有用性を複数の術者の印象をもとに解析し，凍結献体を用いると大半の部分で有用であると結論づけている．

MB ENT, 291：55-59, 2023

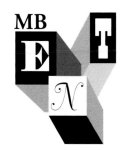

◆特集・頭頸部外科領域における鏡視下・ロボット支援下手術

甲状腺疾患に対する鏡視下手術の適応と術前評価

北村守正*

Abstract 甲状腺領域における内視鏡手術は，少しずつ導入する施設が増えてきているが，まだ全国的に手術可能な施設は少ないのが現状である．現在，日本では鎖骨下からのアプローチである VANS 法を行う施設がもっとも多い．当科での VANS 法の適応は，良性腫瘍では長径 6 cm 以下，分化癌（多くは乳頭癌）では cT2 までで腺外への浸潤はなく（Ex0），リンパ節転移を認めないか気管周囲に限局している（N0〜1a），バセドウ病では甲状腺の体積が概算で 60 mL 程度までとしている．良性結節で長径 5 cm 以上になると甲状腺を脱転する際に牽引麻痺をきたす可能性が高くなるため，初心者は長径 3〜4 cm 程度の小さめの腫瘍から始めることをお勧めする．また甲状腺癌に関しては，初心者は腫瘍が小さめで，被膜外浸潤やリンパ節転移のない cT1N0 がもっともよい適応と考える．バセドウ病は全摘術を行う必要があるため初心者にはお勧めしない．

Key words 内視鏡下甲状腺手術（endoscopic thyroid surgery），VANS（video-assisted neck surgery）法，甲状腺良性腫瘍（thyroid benign tumor），甲状腺癌（thyroid cancer），バセドウ病（Graves' disease）

はじめに

甲状腺領域における内視鏡手術は，1996 年に Gagner[1] により副甲状腺手術が世界で初めて報告され，1997 年には Hüscher[2] らによって内視鏡下甲状腺手術が報告された．本邦においても 1998 年に清水ら[3] が吊り上げ法による内視鏡下甲状腺手術（video-assisted neck surgery：以下，VANS 法）が初めて報告され，以降，様々なアプローチ法が報告されてきた．しかし，なかなか保険収載には至らず，紆余曲折を経た後，2016 年に甲状腺良性腫瘍，副甲状腺腫，バセドウ病に，2018 年には甲状腺悪性腫瘍に対して保険収載された．少しずつ内視鏡下甲状腺手術を導入する施設が増えてきているが，まだ全国的に手術可能な施設は少ないのが現状である．現在，日本では鎖骨下からのアプローチである VANS 法を行う施設がもっとも多く，当科においても 2016 年から VANS 法を導入し，2023 年 8 月までに 250 例以上の手術症例を経験しているが，内視鏡下甲状腺手術を始めたばかりの施設では手術症例が少ないため経験が積めず，内視鏡の適正な位置や筋鈎の引き方などで悩んでいる施設が多いのが現状である．

今回，「甲状腺疾患に対する鏡視下手術の適応と術前評価」がテーマであるが，耳鼻咽喉科・頭頸部外科領域のもっとも多くの施設で採用されている VANS 法に絞って，初心者向け・上級者向けの適応や適応外症例について，私見を交えて紹介する．

VANS 法の適応[4]

当科における VANS 法の適応は，良性腫瘍では長径 6 cm 以下，分化癌（多くは乳頭癌）では cT2 までで腺外への浸潤はなく（Ex0），リンパ節転移を認めないか気管周囲に限局している（N0〜1a），バセドウ病では甲状腺の体積が概算で 60 mL 程

＊ Kitamura Morimasa，〒 920-0293 石川県河北郡内灘町大学 1-1 金沢医科大学頭頸部外科学，主任教授

度までとしている．最近は適応を拡大していっており，長径 7 cm 以上の良性結節も合併症なく安全に摘出できていることから，今後は長径 7〜8 cm まで適応拡大を考えている．

甲状腺良性疾患

内視鏡下に甲状腺腫瘍を摘出（半側切除）する際，腫瘍が大きくなればなるほど，視野展開が困難となり難易度が上がっていく．特に，長径が 5 cm を超える大きな腫瘍では甲状腺の脱転が難しくなる．反回神経を露出し，喉頭入口部付近で反回神経を確認するために腫瘍を強く脱転させると，Berry 靱帯周辺で神経がくの字に引っ張られ，牽引麻痺をきたすことがある．反回神経や上喉頭神経外枝の同定には術中神経モニタリング装置（nerve integrity monitoring：NIM）を使用するが，甲状腺の脱転前後で反回神経の amplitude が下がらないかどうか確認しておくほうがよい．また，腫瘍の長径が 5 cm 以下でも横径や前後径が大きいものも同様に脱転しにくいため，牽引麻痺をきたす可能性があることを認識しておく必要がある．手術経験数が少ない場合は長径 3〜4 cm 程度の小さめの腫瘍から始めることをお勧めする．

図 1 は腫瘍の大きさによってどれくらい視野が違うかを示している．腫瘍が大きい左列の腫瘍は画像上（図 1-A〜C）長径・短径ともに大きく，術野も腫瘍でいっぱいになり，総頸動脈は腫瘍に隠れて腫瘍の小さい図 1-d のようには確認できず，腫瘍の脱転も難しい．また，反回神経を露出し，喉頭入口部まで追っていく際も（図 1-E），腫瘍が大きいと上極側が垂れ下がってきて視野の確保が難しくなる．手術経験数が少ない間は右列（図 1-a〜e）のような大きさが 3〜4 cm 程度の症例が望ましい．

手術対象となる甲状腺良性疾患としては腺腫様甲状腺腫が多いが，腺腫様甲状腺腫は表層の血流がよいため，術中甲状腺を脱転する際，腫瘍を強く押すことで出血しやすいので注意が必要である．術前には超音波検査のドプラにて腫瘍の血流の状態をチェックしておくほうがよい（図 1-C）．

また，縦隔に入り込んでいるような症例は，VANS 法では鎖骨によって上縦隔への操作が制限されるため，初心者は避けたほうがよい．VANS 法では皮膚切開部から甲状腺までの距離が近いため，皮膚切開部から指を入れると腫瘍に届く．図 1-A のようにうまく用手剝離を行えば（図 2-A）縦隔進展例でもある程度は対処可能であるが，胸骨上縁くらいまでのものにとどめておくほうが無難である（図 2-B〜D）．

甲状腺悪性疾患

甲状腺癌に関しては，まずは反回神経，気管，食道など隣接臓器浸潤がないかどうかを術前画像にて確認しておくことが重要である．これらの臓器への浸潤があると，内視鏡下での対応は難しくなる．当科での適応は，前述したように，cT2 までで腺外への浸潤はなく（Ex0），リンパ節転移を認めないか気管周囲に限局している（N0〜1a）症例とし，術式は甲状腺半側切除・D1uni 郭清を原則としている．

初心者では，腫瘍の大きさが小さめで，被膜外浸潤やリンパ節転移のない cT1N0 がもっともよい適応と考える．腫瘍の大きさは良性疾患の場合より小さいため，甲状腺の摘出は比較的容易であるが，気管傍郭清では反回神経周囲の脂肪織を切除するため，慎重に剝離する必要がある．

術中，隣接臓器浸潤を認めた場合，可能な限り鋭的に切除したいところである（図 3）．内視鏡的に切除が難しいと判断した場合は，頸部小切開で直視下に切除するなどの対応が必要である．

全摘を行う場合は，対側の気管傍郭清も必要となることから片側からのアプローチだけでは不十分であり，両側のアプローチで切除するほうがよいと考える．初心者の場合はまず半側切除で十分に慣れてから行うほうがよい．

外側区域郭清に関しては手術点数がついてはいるものの，VANS 法ではまだ確立されていない．根治性を第一に考える必要があるため，今後慎重に検討していく必要がある．

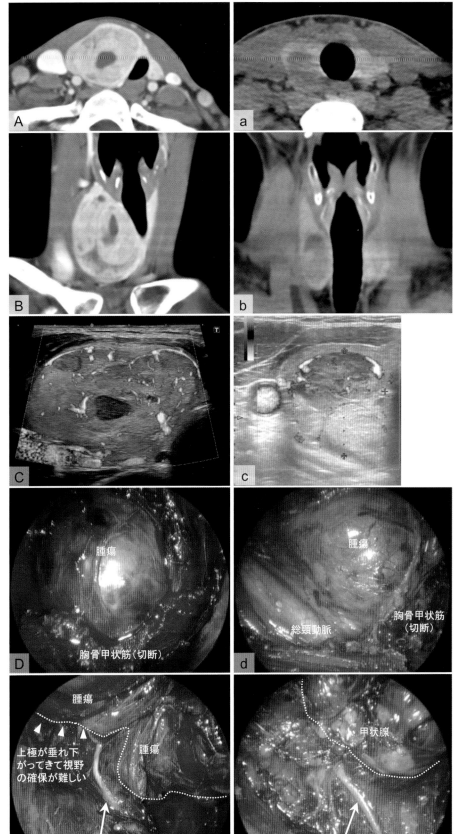

腫瘍が大きい場合
(7×5×4 cm)

腫瘍が小さい場合
(4×3×2 cm)

図 1.
腫瘍の大きさによる視野の違い

〈腫瘍が大きい場合(7×5×4 cm)〉

　A：CT 水平断
　B：CT 冠状断
　C：超音波検査(ドプラ)
　　　横断像.腺腫様甲状腺腫
　　　で表層の血流が良好な
　　　ため,腫瘍を強く圧排す
　　　ると出血の危険性があ
　　　る
　D：術中所見.胸骨甲状筋
　　　を横切開し腫瘍を露出
　　　している.腫瘍が大きい
　　　ため,総頸動脈は腫瘤の
　　　下に隠れ,dのように露
　　　出されてない
　E：術中所見.反回神経を
　　　露出し,喉頭入口部まで
　　　露出している.上極が大
　　　きく術野に垂れ下がっ
　　　てきて視野の確保が難
　　　しい

〈腫瘍が小さい場合(4×3×2 cm)〉

　a：CT 水平断
　b：CT 冠状断
　c：超音波検査(ドプラ)
　　　横断像.腫瘍の血流は豊
　　　富であるが甲状腺はそ
　　　れほどでもない
　d：術中所見.胸骨甲状筋
　　　を横切開し腫瘍を露出
　　　している
　e：術中所見.反回神経を
　　　露出し,喉頭入口部まで
　　　露出している

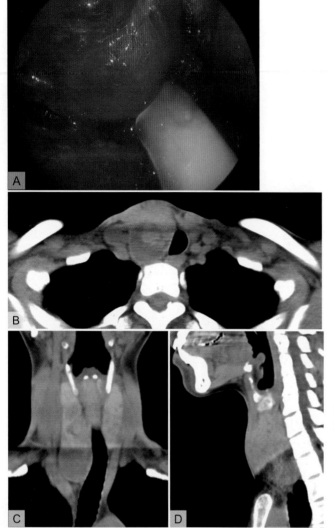

図 2.
縦隔進展例
　A：術中所見．指を用いて腫瘍の下極を
　　　剝離している
　B：CT 水平断
　C：CT 冠状断
　D：CT 矢状断

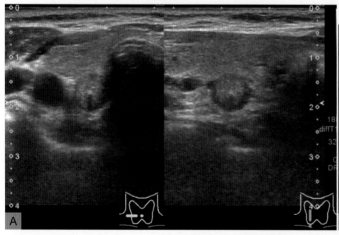

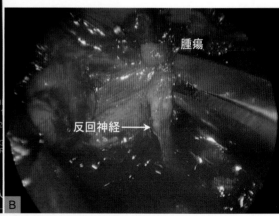

腫瘍

反回神経 ——→

図 3. 甲状腺乳頭癌　反回神経浸潤例（右側）
　A：超音波検査所見．腫瘍が甲状腺外に露出している
　B：術中所見．腫瘍が反回神経に浸潤しており，鋭的に切除している

バセドウ病

バセドウ病では原則全摘術となるため，対側葉も摘出しなければならず，癌の場合と同様，初心者にはバセドウ病の手術はお勧めできない．まずは半側切除術に十分慣れてから行うほうがよい．

バセドウ全摘術を始める場合は甲状腺の大きさが通常サイズの程度の症例がよい．体積が 60 mL を超えるような大きな甲状腺では視野が悪く，また出血のコントロールにも難渋する可能性があり，少しずつサイズアップしていくほうがよい．

アプローチに関しては，片側アプローチで対側の視認は30°や45°の斜視鏡を使う方法や，対側にカメラポートを作成する方法，また両鎖骨下からアプローチする方法など様々である．反回神経をしっかり確認し，安全に処理するには両側からのアプローチがよいと考え，当科では両側からアプローチしている．

まとめ

内視鏡下甲状腺手術は 2D 画像を見ながらの手術であり，合併症をきたさないためにも，初心者は手術操作がしやすい腫瘍サイズの小さめの症例から始めることをお勧めする．

文　献

1) Gagner M：Endoscopic subtotal parathyroidectomy in patients with primary hyperparathyroidism. Br J Surg, **83**：875, 1996.
   Summary　世界で初めて，内視鏡下に副甲状腺の摘出を行った内容が記述されている．
2) Hüscher CS, Chiodini S, Napolitano C, et al.：Endoscopic right thyroid lobectomy. Surg Endosc, **11**：877, 1997.
   Summary　世界で初めて，内視鏡下に甲状腺右葉切除術を行った内容が記述されている．
3) Shimizu K, Akira S, Tanaka S：Video-assisted neck surgery：endoscopic resection of benign thyroid tumor aiming at scarless surgery on the neck. J Surg Oncol, **69**：178-180, 1998.
4) 辻　裕之：内視鏡下甲状腺手術(Video-Assisted Neck Surgery：VANS法)．耳鼻臨床，**116**(8)：721-728, 2023.

研修医・臨床検査技師のための

乳腺・甲状腺 検査の手引き

専門病院 相良病院 × 伊藤病院 がおくる 検査の実際

監修
伊藤公一・相良吉昭
編集
金光秀一・北川 亘
編著
宮﨑直子・持冨ゆかり

乳がん専門 相良病院 と 甲状腺専門 伊藤病院 の

コラボが実現！

乳腺や甲状腺疾患の臨床検査に必要な知識、検査値の診かたなど、専門病院の考え方とともに詳述いたしました。臨床検査に携わる方はもちろん、先生方の学びにもお役立てください。

2023年5月発行　B5判254頁　定価4,950円（本体価格4,500円＋税）

CONTENTS

 全日本病院出版会　〒113-0033 東京都文京区本郷 3-16-4　Tel：03-5689-5989
www.zenniti.com　Fax：03-5689-8030

詳しくはこちら！

MB ENT, 291：61-68, 2023

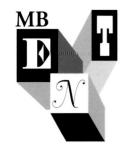

◆特集・頭頸部外科領域における鏡視下・ロボット支援下手術

甲状腺内視鏡手術の手術手技とコツ

中条哲浩[*1]　南　幸次[*2]

Abstract　低侵襲で整容性のメリットをもつ甲状腺内視鏡手術には多彩なアプローチ法が存在する．本邦では鎖骨下や前胸部，腋窩アプローチが多く行われているが，high volume center ですでに標準手術化されており，患者の満足度も高い．

　一方で，手技が高難度で，安定化には 20～30 例の経験症例が必要とされる．効率的に習得するにはこれらの症例を集中的に経験することが望ましい．

　甲状腺内視鏡手術の手技の習得にあたっては，自分が行う術式・アプローチ法の独特な解剖学的視野と手術の流れを十分に理解してキーとなる操作に習熟することが重要である．

　本稿では吊り上げ式の前胸部アプローチ（VANS 変法）および腋窩アプローチを例にとって，操作腔の作成と甲状腺への到達，甲状腺と前頸筋の剝離・牽引，上極周囲の剝離と上甲状腺動静脈の切離，気管の露出と峡部切断，下甲状腺静脈の切離，反回神経周囲の剝離と Berry 靱帯の切離など，主な操作ごとのコツについて解説する．

Key words　VANS 法（video-assisted neck surgery），前胸部アプローチ（precordial approach），腋窩アプローチ（transaxillary approach），エンドスワブ（Endo Swab），KN リトラクター（KN retractor），KN ベッセルダイセクター（KN vessel dissector）

はじめに

　整容性や低侵襲性など多くのメリットをもつ甲状腺内視鏡手術には，鎖骨下[1]・前胸部[2)~4)]・腋窩[5]・乳輪・口腔内[6)7)]・後頸部（hair line）[8]あるいはこれらの combination[9)10)]など多彩なアプローチ法が存在し，送気法のみならず吊り上げ法も数多く行われている．本邦では鎖骨下や前胸部，腋窩からのアプローチが数多く行われているが，high volume center ですでに標準手術化されており，患者の満足度も高い．

　一方で，手術手技の習得にやや時間を要するため，手技に習熟する前のラーニングカーブの段階では手術時間が延長するなど低侵襲ではない状況が生じたり術者がストレスを感じるのもまた事実である．一般に安定した手技が可能になるには 20～30 例の経験症例が必要といわれるが，効率的に手術手技を習得するにはこれらの症例をある程度まとまった期間で集中的に経験することが望ましい．

　甲状腺内視鏡手術が保険収載されて 7 年が経過するが，消化器外科・婦人科・泌尿器科における腹腔鏡手術とは異なりその普及は低調といわざるを得ない．これは厚生労働省が定める施設認定取得の必要性も要因の一つではあるが，やはり手術手技の難易度が高いこと，トレーニングの場が少ないことが大きな原因と思われる．

　甲状腺内視鏡手術の手技の習得にあたっては，自分が行う術式・アプローチ法の独特な解剖学的視野と手術の流れを十分に理解してキーとなる操作に習熟することが重要である．

　今回は，吊り上げ式の前胸部アプローチ（VANS 変法）および腋窩アプローチを例にとっ

[*1] Nakajo Akihiro，〒890-0075 鹿児島県鹿児島市桜ヶ丘 8-35-1　鹿児島大学乳腺甲状腺外科，教授
[*2] Minami Koji，同，助教

て，甲状腺内視鏡手術の操作のコツについて解説する．

甲状腺内視鏡手術における操作のコツ

1．前胸部アプローチ

1）操作腔の作成と甲状腺への到達経路

切開創から垂直に大胸筋筋膜に到達した後，大胸筋筋膜前面に沿って（広頸筋下層）前頸部方向（尾側から頭側方向へ）に剝離を進める．助手がopen手術用の筋鈎を用いて皮膚を挙上して操作を進める．我々は執刀直前に20万倍希釈のボスミン生食20 mL程度を剝離部の広頸筋下層に注入しているが必須ではない．広頸筋下層の剝離は電気メスによる鋭的剝離とエンドスワブなどを用いた鈍的剝離を併用しながら行うが，術後の皮下血腫を避けるために止血を十分確認しながら操作を行う．その点では適宜ベッセルシーリングシステムや超音波凝固切開装置を使用するのも有用である．特に，前頸静脈からの出血に関しては確実な止血が重要となる．

VANS変法における広頸筋下層の剝離の範囲については，頭側が甲状軟骨中央部付近，正中側が非切除側の胸鎖乳突筋胸骨枝の外縁，病側（切除側）が胸鎖乳突筋鎖骨枝外縁を指標にしている．広頸筋下層の剝離が進んだ状態でミストレスVANSリトラクターなどの専用の挙上鈎を留置して前頸部を吊り上げる．ここから前頸筋を避けて甲状腺実質の露出を行うが，切除側の胸骨舌骨筋の外側縁に沿って剝離を行い甲状腺に到達するか（VANS原法），もしくは白線（正中）に沿って左右前頸筋を分割して甲状腺に到達する（VANS変法）．

2）甲状腺と前頸筋の剝離，前頸筋の牽引

前頸筋と甲状腺を適切に剝離することが重要である．この操作は癒着の有無で難易度が大きく異なり，癒着が軽度の場合は鈍的剝離で比較的容易に剝離可能であるが，癒着が高度の場合は甲状腺表面の血管から出血をきたす場合が多く，エネルギーデバイスを適切に使用しながら慎重に剝離を

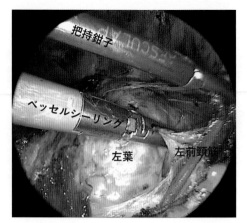

図 1.

進める．この際，最初は把持鉗子で愛護的に前頸筋を挙上しながら操作を進めるが（図1），ある程度剝離が進むと甲状腺と前頸筋間のスペースにエンドスワブやチェリーダイセクターを挿入して前頸筋を挙上すると筋肉へのダメージを最小限に抑えた操作が可能である．ここで内視鏡用の専用筋鈎（KNリトラクター[11]や瀬戸内筋鈎[12]など）を用いて前頸筋や胸鎖乳突筋を牽引すると十分なworking spaceが確保できるため，その後の効率的な操作が可能である（図2-a）．この専用筋鈎は前頸筋と甲状腺の剝離の進行状況により適宜位置を調整して操作に最適な視野を確保する（図2-b）．甲状腺外側の剝離に際して，中甲状腺静脈はエネルギーデバイスで切離する．

3）甲状腺上極周囲の剝離と上甲状腺動静脈の切離

KNリトラクターなどで前頸筋を外側に牽引しながら甲状腺上極周囲の剝離を行う．上極外側の剝離ではエンドスワブで甲状腺上極を尾側内側に効果的に圧排牽引しながらカウンタートラクションを掛け，胸骨甲状筋と上極外側を剝離する．

続いて上極内側と輪状甲状筋の剝離を行うが，これは注意を要する重要な操作で，注意点は輪状甲状筋と上極内側の間に存在する微小血管の安全な切離と上喉頭神経外枝の温存である．まずエンドスワブで上極を尾側外側に圧排しながら輪状甲状筋と上極内側に十分なテンションを掛けて剝離を開始する．輪状軟骨下縁（反回神経入口部）より頭側で輪状甲状筋と上極内側間の膜状の結合織に

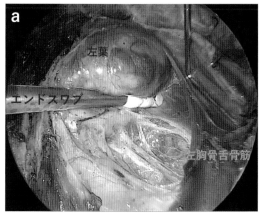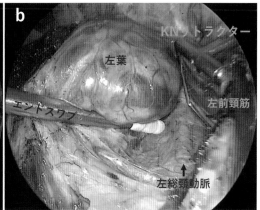

図 2.

穴を開けるように剥離鉗子を挿入し，輪状甲状筋と上極内側の間に存在する微小血管を注意深く確認しながら鉗子を上極先端に向かって進める．この際，剥離鉗子の開きはごく軽度に留めることが不要な出血を起こさないコツである．我々は鉗子をほとんど開かず頭側に進めるようにしている．鉗子の先端が上甲状腺動静脈の位置まで進むと鉗子のシャフトで上極を外側に牽引して，鉗子の挿入部の膜状の穴より神経モニタリング装置(nerve integrity monitor：NIM)の長尺プローブを挿入し，上喉頭神経外枝を確認する(図3)．外枝を確認温存しながら，膜状の結合織をエネルギーデバイスで切離し，上極内側を遊離する(図4)．ここではベッセルシーリングデバイスのスチーム熱や超音波凝固切開装置のブレード熱に十分注意して上喉頭神経外枝の温存に努める．

上極の外側および内側の十分な剥離を行った後，上甲状腺動静脈を同時にすくい上げて一括切離する．この操作ではKNベッセルダイセクターを使用すると安全で迅速な血管処理が可能である(図5)．

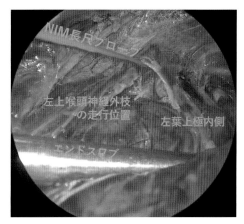

図 3.

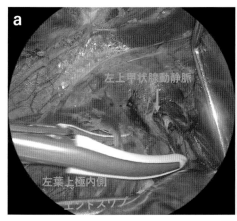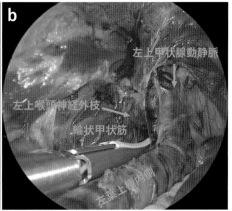

図 4.

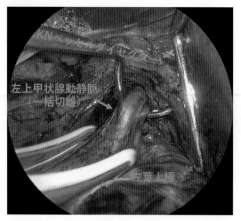

図 5.

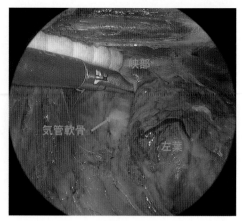

図 6.

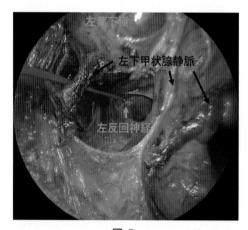

図 7.

4）気管の露出と峡部切断

甲状腺外側および上極周囲の処理が終了すると下極から背側の処理に移行するが，この操作に先立って気管を露出して操作のランドマークとすることが重要である．これは誤認を防止して反回神経を安全に検索するのに非常に重要である．気管の露出・確認は峡部の尾側直下で行うが，この操作は甲状腺に到達した直後の早期に行っておいてもよい．

気管を露出するとおのずと峡部下縁も露出されるため，葉切除の場合はそのまま峡部の背側をトンネリングして，エネルギーデバイスで峡部を離断することが多い．この際，気管と峡部背面を気管表面の適切な層で剥離することが大切である．甲状腺被膜を損傷しながら剥離すると不要な出血をきたすため，気管を露出する時点で気管軟骨表面がきれいに描出される適切な層に到達しておくのが重要となる（図6）．峡部のトンネリング後に

エネルギーデバイスで峡部を尾側から頭側へ向けて切離する．峡部の長径が長い場合や肥厚している場合は一括のトンネリングは難しいため，数回に分けてトンネリングと切離を行い，峡部を離断する．甲状腺全摘の場合，峡部離断は必ずしも必要ない．

5）下甲状腺静脈の切離・反回神経の確認

濾胞性腫瘍を含む良性結節やバセドウ病の場合，気管の位置を確認しながら下甲状腺静脈を甲状腺被膜ギリギリでエネルギーデバイスを用いて切離する．甲状腺被膜付近で切離するため，下甲状腺静脈の本幹に流入する前の静脈を数本処理することになる．これは未確認である副甲状腺の下腺を温存するのに有用である．

甲状腺癌の場合，適切な郭清を行うには副甲状腺を血流ごと温存するのは不可能と考えられるため，我々は郭清時に摘出した副甲状腺を大胸筋内に自家移植するようにしている（全摘時）．そのため被膜ギリギリの操作にこだわる必要はない．

良悪性にかかわらず下甲状腺静脈の切離にあたっては，術中 NIM を用いてあらかじめ反回神経の走行位置を確認しておくことが望ましい（図7）．ただ，表面の静脈を処理する際には深部に存在する反回神経の探索が難しい場合もあるため，その場合は少なくとも切離部に神経の反応がないことを NIM で慎重に確認すべきである．思いもよらず腹側を反回神経が走行することもあるため，この操作は先入観をもたずに細心の注意を払うべきである．

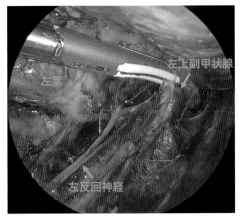

図 8.

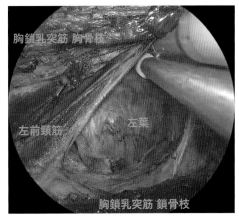

図 9.

6）甲状腺背側の剝離と反回神経の確認・温存，Berry 靱帯の切離

下甲状腺静脈を切離した後，甲状腺下極を腹側に挙上しながら NIM を用いて反回神経を同定するとともに甲状腺から剝離して背側に落とし込んでいく．下極方向から頭側方向へ反回神経の剝離操作を進めると，反回神経入口部付近では神経と交差する下甲状腺動脈および周囲の小さな静脈が確認できるが，良性疾患の場合は副甲状腺上腺への血流を温存しながらこれらの血管を可能な限り甲状腺被膜よりで処理する．血管処理についてはバイポーラー機器を含むエネルギーデバイスで切離するが，反回神経の熱損傷を防止する配慮が必要であるのは言うまでもない．また，甲状腺の脱転操作時には反回神経の過剰牽引による麻痺の可能性があるため脱転操作にも十分注意が必要である（図8）．

Berry 靱帯については上記の血管処理を行ないながらエネルギーデバイスで切離して甲状腺を気管より遊離する場合も多いが，血管処理が先行して終了した場合は内視鏡用メッチェン（バイポーラメッチェンを含む）で切離するとより適切な層で鋭的切離が可能である．

この反回神経入口部の血管処理およびBerry 靱帯切離の一連の操作は甲状腺内視鏡手術，特にVANS法・VANS変法におけるもっとも難しい操作である．血管走行や副甲状腺の位置のバリエーションも多彩であるため，症例により最適な操作が異なる．比較的容易に血管処理が可能な症例も

あるが，safety margin を確保しながら血管を切離するのに難渋する症例も少なくない．いずれにせよ反回神経へのダメージのない操作を臨機応変に判断することが重要となる．

2．腋窩アプローチ

1）操作腔の作成と甲状腺への到達経路

前腋窩線の皺に沿って3〜3.5 cm 程度の皮膚切開を加え，腋窩方向から甲状腺に向かって剝離を進める．鎖骨下・前胸部アプローチが尾側方向から頭側方向への操作であるのに対して，腋窩アプローチでは甲状腺に対して横方向からの操作になる．剝離層は大胸筋筋膜の前面の広頸筋下層であるが，胸鎖乳突筋の胸骨枝と鎖骨枝の筋間から甲状腺に到達する．この際，内頸静脈を損傷しないように十分な注意が必要である．

2）甲状腺と前頸筋の剝離，前頸筋の牽引

前胸部アプローチと同様に前頸筋と甲状腺を適切に剝離することが重要である．腋窩アプローチの場合は胸鎖乳突筋の筋間から挿入した吊り上げ筋鈎を前頸筋と甲状腺の間に留置し，前頸筋は胸鎖乳突筋胸骨枝ごと腹側に挙上する（図9）．前頸筋と広頸筋の剝離は可能な限り行わない．甲状腺外側の剝離に際しては内頸静脈の走行に留置し，中甲状腺静脈はエネルギーデバイスで切離する．

3）甲状腺上極周囲の剝離と上甲状腺動静脈の切離

腋窩アプローチではKN リトラクターを用いなくても上極周囲の十分な視野展開が可能であるため，NIM を用いて上喉頭神経外枝を確認温存しな

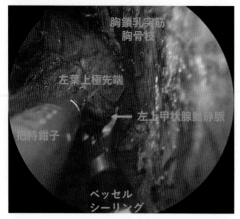

図 10.

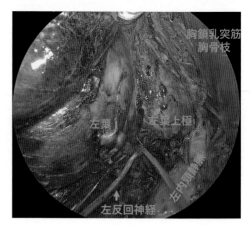

図 11.

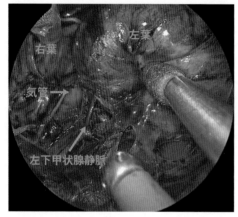

図 12.

がら上甲状腺動静脈をエネルギーデバイスで切離する（図10）．

4）気管の露出と反回神経の確認，下甲状腺静脈の切離

上極処理終了後，甲状腺を腹側に挙上しながら気管の位置を確認する．腋窩アプローチでは気管に沿って横方向に走行する反回神経を確認するが[13]，この反回神経周囲の剥離操作は視野もよく，鎖骨下アプローチや前胸部アプローチに比較して容易である（図11）．

反回神経の走行を確認した後，下甲状腺静脈を甲状腺被膜ギリギリでエネルギーデバイスを用いて切離するが，この操作のポイントは下極の下縁がはっきりと認識できるように胸鎖乳突筋間を十分に開いて，甲状腺下極と前頸筋を十分に剥離しておくことである（図12）．

5）Berry 靱帯の切離と峡部離断

上極・下極の血管処理および周囲組織からの剥離が終了した後，甲状腺を横方向から腹側に挙上しながら気管表面の適切な層で Berry 靱帯を切離して甲状腺を気管より遊離する．良性疾患では副甲状腺上腺を血流ごと温存しながら下甲状腺動脈を末梢レベルで切離する．Berry 靱帯を切離して腺葉を気管より遊離した後，最後にエネルギーデバイスで甲状腺峡部を離断して甲状腺を摘出する．

まとめ

アプローチの違いで，甲状腺への到達経路や筋肉の挙上，牽引方向に違いがあるため，自分が習得したい術式の手技の特徴を十分に理解したうえで操作を行う必要がある．甲状腺内視鏡手術を習得するうえで重要な点をまとめた．

1）ドライボックストレーニング（縫合結紮訓練）

どの術式であれ，甲状腺内視鏡手術を円滑に行うためには必須のトレーニングである．縫合結紮の上達というよりは内視鏡用鉗子の操作に習熟することが目的であり，この訓練なしには内視鏡手術の上達は望めないため，日々の地道なトレーニングが重要である．

2）操作腔の作成と甲状腺への到達経路

(1) 前胸部（鎖骨下）および腋窩アプローチともに大胸筋筋膜前面と広頸筋下層で前頸部皮下を剥離する．粗な部分はエンドスワブなどを用いた鈍的剥離，血管が存在する部分

はエネルギーデバイスを用いた剥離.

（2）前頸静脈周囲は後出血の原因となるためベッセルシーリングシステムや超音波凝固切開装置を用いた剥離が望ましい.

3）甲状腺と前頸筋の剥離, 前頸筋の牽引

（1）前頸筋と甲状腺の癒着が軽度の場合は鈍的剥離, 癒着が高度の場合はエネルギーデバイスを使用.

（2）前頸筋はまず把持鉗子で愛護的に挙上. その後エンドスワブやチェリーダイセクターを挿入して挙上.

（3）前胸部アプローチでは KN リトラクターや瀬戸内筋鈎を用いて前頸筋を外側に牽引.

4）甲状腺上極周囲の剥離と上甲状腺動静脈の切離

（1）前胸部アプローチでは KN リトラクターを調整して視野確保.

（2）上極の外側を前頸筋と剥離後, 上極内側と輪状甲状筋を剥離.
微小な血管に留意するとともに上喉頭神経外枝の確認・温存に努める.

（3）上甲状腺動静脈は KN ベッセルダイセクターで挙上し, エネルギーデバイスで切離.

5）気管の露出と反回神経の確認, 下甲状腺静脈の切離

（1）特に良性疾患では甲状腺被膜ギリギリで静脈を切離し, 副甲状腺の温存に努める.

（2）下甲状腺静脈の切離においては術中 NIM を用いて切離部に反応がないことを確認する.

6）Berry 靱帯の切離

血管走行や副甲状腺の位置のバリエーションも多彩で症例により最適な操作を臨機応変に選択する.

あとがき

吊り上げ式 VANS 変法および腋窩法を例に, 甲状腺内視鏡手術における操作上のコツを概説した. ビデオ学習を行いながら術式ごとの操作ポイントに留意し, 技術向上に役立てていただければ幸いである.

引用文献

1) Shimizu K, Akira S, Tanaka S, et al：Video-assisted neck surgery：endoscopic resection of benign thyroid tumor aiming at carless surgery on the neck. J Surg Oncol, **69**：178-180, 1998.
Summary 現在, 本邦でもっとも多く行われている吊り上げ式甲状腺内視鏡手術術式で, 開発者の清水らが最初に報告した論文.

2) 石井誠一郎, 大上正裕, 有澤淑人ほか：前胸部アプローチ法による内視鏡下甲状腺切除術. 日鏡外会誌, **3**：159-163, 1998.

3) Nakajo A, Arima H, Hirata M, et al：Bidirectional approach of video-assisted neck surgery(BAVANS)：endoscopic complete central node dissection with craniocaudal view for treatment of thyroid cancer. Asian J Endosc Surg, **10**：40-46, 2017.

4) Nakajo A, Minami K, Shinden Y, et al：Upgraded bidirectional approach video-assisted neck surgery(BAVANS)using a rigid endoscope with variable viewing direction for advanced endoscopic lymph node dissection in thyroid cancer patients. Surg Today, **50**(7)：778-782, 2020.

5) Ikeda Y, Takami H, Niimi M, et al：Endoscopic thyroidectomy by the axillary approach. Surg Endosc, **15**：1362-1364, 2001.

6) Nakajo A, Arima H, Hirata M, et al：Trans-Oral Video-Assisted Neck Surgery(TOVANS). A new transoral technique of endoscopic thyroidectomy with gasless premandible approach. Surg Endosc, **27**：1105-1110, 2013.

7) Anuwong A, Ketwong K, Jitpratoom P, et al：Safety and Outcomes of the Transoral Endoscopic Thyroidectomy Vestibular Approach. JAMA Surg, **153**：21-27, 2018.

8) Terris DJ, Singer MC, Seybt MW：Robotic facelift thyroidectomy：patient selection and technical considerations. Surg Laparosc Endosc Percutan Tech, **21**：237-242, 2011.

9) Sasaki A, Nakajima J, Ikeda K, et al：Endoscopic thyroidectomy by the breast approach：a single institution's 9-year experience.

World J Surg, **32**：381-385, 2008.

10) 鈴木眞一, 福島俊彦, 竹之下誠一：内視鏡下の
良性甲状腺手術　AAA-ETS について. 日鏡外
会誌, **13**：271-281, 2008.

11) Nakajo A, Minami K, Shinden Y, et al：The
usefulness and utilization of a detachable steel
wire-rimmed retractor(KN retractor)for
endoscopic thyroid and parathyroid surgery.
Surg Today, **51**：159-164, 2021.
Summary 前頸筋を切離せず効率的に牽引し
て有効な working space を作り出す穿刺着脱式

鋼線筋鈎の報告（製造・販売：高砂医科工業）.

12) Usui Y, Sasaki T, Kimura K, et al；Gasless
endoscopic thyroid and parathyroid surgery
using a new retractor. Surg Today, **31**：939-
941, 2001.

13) 中条哲浩：甲状腺腫瘍（良性・悪性）における内
視鏡手術. 内分泌腺腫瘍（第2版）. 日本臨牀, **78**
（増刊号 4）：471-476, 2020.
Summary 甲状腺内視鏡手術の吊り上げ式前
胸部アプローチと腋窩アプローチの操作の違い
について解説されている.

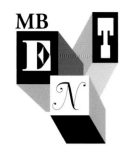

◆特集・頭頸部外科領域における鏡視下・ロボット支援下手術

ロボット支援下甲状腺手術

田邉陽介[*1]　加藤久幸[*2]　楯谷一郎[*3]

Abstract　甲状腺腫瘍の治療は外科切除が第一選択であり，頸部に 5～10 cm の襟状切開を置いて手術を行うのが一般的である．しかし，甲状腺腫瘍は女性に多く発症することもあり，約20年前より術後の審美面での改善を目的に内視鏡補助下頸部手術（video-assisted neck surgery：VANS）が施行されている[1]．その後，ダヴィンチサージカルシステムの登場とともに韓国を中心として甲状腺手術に手術支援ロボットが応用され[2]，現在では海外の多くでロボット支援下頸部（甲状腺）手術が実施されており，当科でも 2020 年から VANS，2022 年 3 月から腋窩アプローチによるロボット支援下手術（robot-assisted thyroid surgery：RATS）を開始した．RATS では拡大された 3D 立体視下に操作性の高い鉗子を 3 本使用できる利点がある．本稿では RATS を開始するまでの準備や本術式の有用性について概説する．

Key words　ロボット支援下甲状腺手術（robotic thyroid surgery），ダヴィンチサージカルシステム（da Vinchi Surgical System），内視鏡補助下頸部手術（video-assisted neck surgery），甲状腺腫瘍（thyroid tumor），腋窩アプローチ（trans axillary approach）

はじめに

甲状腺腫瘍の治療は外科的切除が第一選択であり，頸部に 5～10 cm の襟状切開をおいて手術を行うのが一般的である．しかし，甲状腺癌の約70％が女性に発生し，20～30 歳台の女性で発症する主な癌腫の一つであることから，約20年前に術後の審美面での改善を目的に Shimizu ら[1]，Kitano ら[2]によって video-assisted neck surgery（VANS）などの内視鏡下甲状腺手術が開発された．その後，ダヴィンチサージカルシステム（ダヴィンチ）の登場とともに韓国を中心として甲状腺手術に手術支援ロボットが応用され，海外では韓国の high volume center を中心に多くのロボット支援下甲状腺手術が実施されている[3,4]．

ロボット支援下甲状腺手術における術野へのア

プローチ法としては，腋窩，耳後部，経口腔などが報告されている[4]（図 1）．腋窩アプローチ（robot-assisted thyroid surgery：RATS）は，患側の腋窩部や乳輪に小切開を加え，皮下を剥離して甲状腺へ到達する方法であり，もっとも多くの施設で行われている．しかし，広く術野を展開できる反面，胸部皮下を広範囲に剥離する必要があるため，新たなアプローチとして，耳後切開部から胸鎖乳突筋を尾側に向かって剥離し，甲状腺に到達する耳後部アプローチが開発された．この耳後部アプローチは頸部操作に慣れている頭頸部外科医に馴染みやすく，経腋窩アプローチよりも剥離距離がやや短くて済むことが利点である[5]．

さらに，近年では，口腔前庭に切開を置き，下顎骨腹側を経て前頸部正中甲状腺へアプローチする経口腔アプローチが報告されている．創部感染

*1 Tanabe Yosuke，〒 470-1192 愛知県豊明市沓掛町田楽ヶ窪 1-98　藤田医科大学耳鼻咽喉科・頭頸部外科，助教
*2 Kato Hiosayuki，同，臨床教授
*3 Tateya Ichiro，同，主任教授

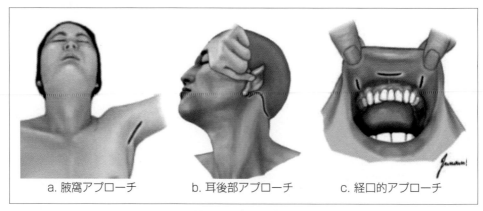

a. 腋窩アプローチ　　　　　b. 耳後部アプローチ　　　　　c. 経口的アプローチ

図 1. ロボット支援下頸部(甲状腺)手術のアプローチ法
(文献 3 より引用)

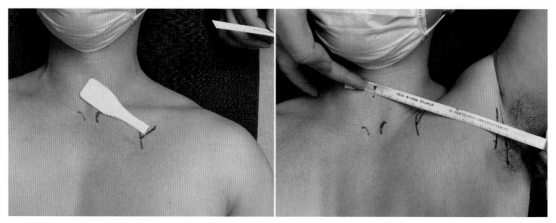

図 2. RATS 用リトラクターの開発　　　　　　　　　　　　　　　　a | b
VANS における鎖骨下アプローチでは規格品 111 mm 長(a)であるが,腋窩アプローチ
(腋窩部の外側の線)では 160 mm の牽引鈎の長さ(b)が必要となることがわかった

のリスクが懸念されるものの,両葉にアプローチ
しやすく皮下剝離の範囲が少ないなどの利点を有
するため,アジアを中心に報告が増えている.

　本邦ではこれらの術式は保険適用外であり,実
施している施設はきわめて限定されている.低侵
襲というわけではないが,女性にとって審美面で
大きな利点のある術式であり,入念な準備のう
え,当科で導入を行った.

　ロボット支援下甲状腺手術の導入と初期経験に
ついてご紹介し,その利点・欠点について述べた
い.

ロボット支援下甲状腺手術開始までの準備

　本手術開始までの準備として,院内で本術式に
対する高難度新規医療委員会の承認および臨床倫

理委員会の承認を得た.

　続いて,皮弁牽引に用いる VANS 用の Mist-
less VANS リトラクター標準仕様(八光)をモデル
に RATS 用のリトラクターを八光と共同開発し
た.体格のいい男性(175 cm,82 kg)をモデルに
手術体位をとり計測したところ(図 2),VANS の
鎖骨下アプローチでは規格品 111 mm 長の長さで
十分であることに対して,腋窩アプローチでは
160 mm の牽引鈎の長さが必要であり,その長さ
の Mist-less VANS リトラクター腋窩仕様を作成
した(図 3).

　その後,カダバーを使用してリトラクターの検
証ならびにダヴィンチ Xi® による手術手技の検証
を行った(図 4).経腋窩アプローチと経口腔アプ
ローチについて検証したが,後者では内視鏡の熱

による下顎部皮膚の損傷がみられたため前者を採用することとした．さらに，手術室にて耳鼻咽喉科・頭頸部外科医，麻酔科医，看護師，臨床工学技士とともに機器の配置や操作，手術手順や物品，緊急時の対応などのシミュレーションを行った．

RATS の適応は長径 50 mm 以下の良性腫瘍，または周囲への癒着や転移のない甲状腺高分化癌とした．実際の初回手術例では，本術式の経験がある術者をプロクターとして招聘した

手術方法

全身麻酔導入後に仰臥位で患側の上肢を挙上させた後，上肢を体側につけた際に隠れる位置となる腋窩に約 5 cm の皮膚切開線を置く(図 5)．乳腺部より頭側で前胸部の皮下脂肪組織と大胸筋の間を剥離して皮下トンネルを作成する．トンネルは鎖骨上を通り胸鎖乳突筋の胸骨枝と鎖骨枝の間から甲状腺に達する．鎖骨を越えて前頸部を剥離する際，操作部位が深くなるので長めの筋鉤を用いて十分に視野を広げることがコツである．腋窩トンネルに Mist-less RATS 用リトラクターを挿入し，胸部と前頸部の皮膚を吊り上げると腋窩から甲状腺が観察できるようになる(図 6)．視野が確保されたらダヴィンチを術野対側よりドッキングして開口部よりの内視鏡と 2 本のアームを挿入する(図 7)．また，腋窩皮膚切開部尾側に 2 cm 程度の皮膚切開を追加してサードアームを挿入して，内視鏡と 3 本のアームで手術を行う(図 7)．術者はサージョンコンソールに座り，上部の接眼部か

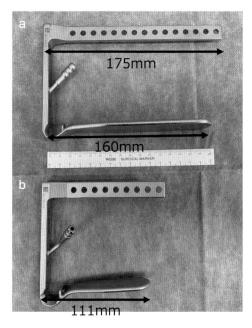

図 3．Mist-less VANS リトラクター腋窩仕様(八光)
　a：RATS 用に新たに開発されたリトラクター
　b：元来市販されている VANS 用リトラクター

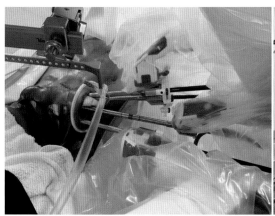
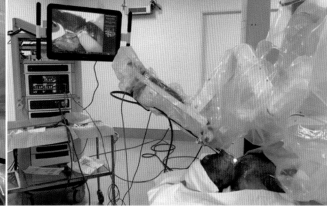

a | b

図 4．カダバーサージセルトレーニングによる検証
　a：経腋窩的ロボット支援下甲状腺手術(RATS)
　b：経口的ロボット支援下甲状腺手術

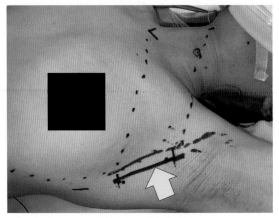

図 5. 腋窩皮膚切開
上肢を体側につけた際に隠れる位置となる腋窩に
6 cm の皮膚切開（矢印）を行う

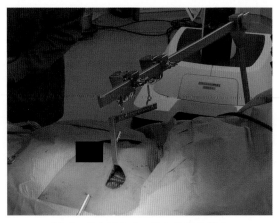

図 6. リトラクターによる皮弁挙上
腋窩トンネルに Mist-less RATS 用リトラクター
を挿入し，胸部と前頸部の皮膚を挙上する

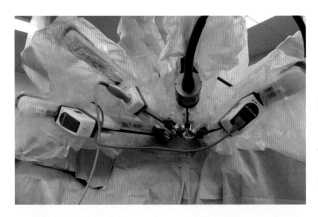

図 7.
ダヴィンチサージカルシステムのドッキング
ダヴィンチを術野対側よりドッキングして皮膚
切開部よりの内視鏡と 2 本のアームを挿入する.
さらに，腋窩皮膚切開部尾側の皮膚切開部より
サードアームを挿入する

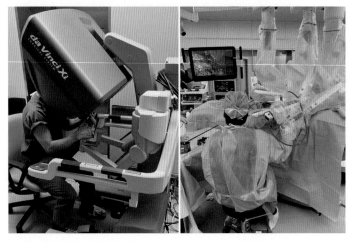

図 8.
コンソールを操作する術者と助手

ら拡大された高精細な 3D 立体視下に，自由度が
高く手振れのない鉗子を用いて手術を行う（図
8）．デバイスとしては HARMONIC ACE®
Curved Shears, Micro Bipolar™ Forceps, Pro-
Grasp™ forceps などを用いている．患者側には助
手がついて吸引や手術助手操作およびダヴィンチ

の監視を行う（図 8）．甲状腺周囲の操作はツッペ
ルなどを用いた鈍的剥離とロボットの鉗子操作に
より，上甲状腺動静脈を露出して上喉頭神経外枝
に注意しながら超音波凝固装置で切離する．さら
に，甲状腺側方を剥離して，気管を同定，下甲状
腺動静脈を処理し，術中神経モニタリングシステ

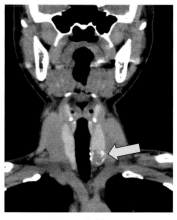

図 9. 術前 CT
左葉下極に石灰化を伴う 15 mm 大
の腫瘤性病変を認めた

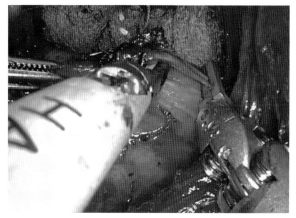

図 10. 術中所見
上甲状腺動静脈を露出して上喉頭神経内枝に
注意しながら超音波凝固装置で切離した

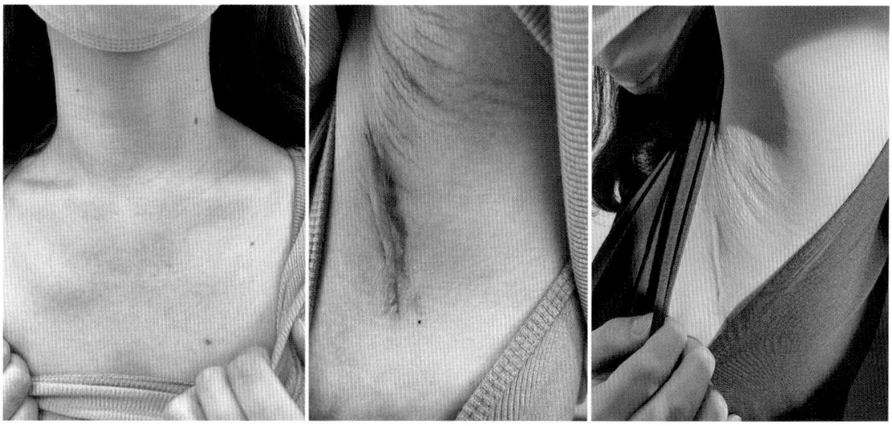

a|b|c

図 11.
術後創部所見
a：前頸部に創やひきつれを認
　めない
b：腋窩創部所見（術後 22 日目）
c：腋窩創部所見（術後 86 日目）
上肢を挙上しない限り創部は露出
しないため，患者の手術創部に対
する満足度も高かった

ムを用いて反回神経を確認，温存しながら，Berry 靭帯を切離して甲状腺を摘出する[4]．

症例提示

当科では 2022 年 3 月からロボット支援下甲状腺切除術を導入し，2022 年 12 月までの間に 6 例施行した．そのうち 1 例を提示する．

症　例：33 歳，女性

【**主　訴**】　左甲状腺腫瘤

【**画像診断所見**】　頸部超音波検査で甲状腺左葉下極に 14.6×12.7×11.9 mm の腫瘤を認め，頸部造影 CT 検査では左葉下極に石灰化を伴う 15 mm 大の腫瘤性病変を認めた（図 9）．

【**術前診断・病期分類**】　穿刺吸引細胞診検査で乳頭癌，画像診断にて甲状腺乳頭癌 T1bN0M0（Stage Ⅰ）と診断した．

【**手術所見**】　ダヴィンチ Xi® を用いて，上述の手術手技のとおり RATS を施行した（図 10）．腫瘍の周囲組織への浸潤は認めなかった．

手術時間は 3 時間 13 分，出血量は 18 g，合併症は認めなかった．

【**術後経過**】　経過良好にて術後 6 日目で退院となった．

【**病理組織学的診断**】　乳頭癌 16×8×14 mm 大の腫瘍が下極に限局し，組織学的にはすりガラス状核，核内封入体，核溝を有する異型立方～円柱状細胞が線維血管性結合芯として乳頭状に増生しており，乳頭癌の像であった．郭清リンパ節に転移を認めた．術後病期は pT1bpEx0，M0，StageⅠであった．

【**術後創部所見**】　前頸部には創はなく，上肢を挙上しない限り創部は露出しないため，患者の手術創部に対する満足度も高かった（図 11）．

ロボット支援下甲状腺手術の利点と欠点

ロボット支援下甲状腺手術の利点は，ダヴィンチのもつ極めて高い操作性と，直感的に動かすことができる自由度の高い鉗子があることである．ダヴィンチの鉗子は深い部位や接線方向の処理も比較的容易に処理ができ，上甲状腺動静脈や反回神経周囲も処理しやすい．また，サードアームによる組織の牽引ができるため VANS では困難なカウンタートラクションが可能となり術野の確保や剥離操作が容易となる．コンソールの画像は20倍に拡大された3D立体視画像のため，反回神経のような繊細な構造物を探す時も神経と結合織が見分けやすい．外切開術と比較したメタアナリシスでは，手術時間は有意に長いこと，入院期間で有意差はないものの短い傾向にあること，永続性反回神経麻痺はどちらも頻度が低いため有意な差はないことが報告されている[6]．自験例6例でも術後出血や反回神経麻痺は認められていない．もっとも大きな利点は前頸部に全く創部がないため整容性に優れ，患者満足度が高いことである[7]．アプローチ法として当科ではRATSを選択しているがRASTはVANSとアプローチの方向がほぼ同じであり，術野も似ているため，初期症例においても違和感なく手術操作を行うことができている．

欠点としては，メスを使えないため，腫瘍が気管に軽度浸潤している場合や反回神経と癒着している場合に，シェービングやsharp dissectionを行うことができない点である．腫瘍が甲状腺の背面や内側面で周囲組織への浸潤が疑われる症例は避けるなど，慎重な適応決定が求められる．また，触覚機能の欠如も潜在的な欠点として挙げられるが，実際の手術操作においては，気管などの相対的に硬い組織は，鉗子による圧排によって視覚的に代償的に認識することができ，大きな問題を感じることは特になかった．費用面では，機器のランニングコストが高価であり，保険未収載のため，医療費が自費診療となることが挙げられる．

今後の甲状腺ロボット手術

ダヴィンチによるロボット支援下手術は多くの有用性と安全性が証明されているが，まだ発展途上である．米国ではダヴィンチによるロボット支援下手術が安全でコストに見合った優位性があるかが議論され[8]，初期症例で腕神経叢麻痺などの合併症が出たため，未だFDA（米国食品医薬品局）の適応とはなっていない．欧米人は体格が大きく，腋窩から甲状腺へのトンネルの作成が困難であること，白色人種はケロイド形成が少なく手術瘢痕も残りにくいことから，相対的に本術式による合併症が高く，かつ整容面の優位性が低くなると考えられる．しかしながら，日本人は体格や人種を考えると優位性は高く，患者にとって大きなメリットのある術式と考える．今後国内で実施例や実施施設が増えていき，将来の保険収載につながることが期待される．

参考文献

1) Shimizu K, Akira S, Tanaka S：Video-assisted neck surgery：Endoscopic resection of benign thyroid tumor aiming at scarless surgery on the neck. J Surg Oncol，69：178-180, 1998.

2) Kitano H, Fujimura M, Kinoshita T, et al：Endoscopic thyroid resection using cutaneous elevation in lieu of insufflation. Surg Endosc，16：88-91, 2002.

3) Tae K, Ji YB, Song CM, et al：Robotic and endoscopic thyroid surgery：evolution and advances. Clin Exp Otorhinolaryngol，12：1-11, 2019.

4) Kang SW, Jeong JJ, Yun JS, et al：Robot-assisted endoscopic surgery for thyroid cancer：experience with the first 100 patients. Surg Endosc，23：2399-2406, 2009.

5) 楯谷一郎：進化する頭頸部がん内視鏡手術とロボット支援手術．日医雑誌，148(6)：1095-1098, 2019.
Summary 咽頭がん，喉頭がん，甲状腺がんに対する内視鏡下手術・ロボット手術の発達ならびに国内外の現状について解説されている．

6) de Vries LH, Aykan D, Lodewijk L, et al：Out-

comes of Minimally Invasive Thyroid Sur-gery—A Systematic Review and Meta-Analy-sis. Front Endocrinol(Lausanne), **12** : 719397, eCollection 2021.

7) 伊藤博之：ロボット支援下甲状腺手術の有用性と問題点. 内分泌甲状腺外会誌, **31**(2)：91-94, 2014.

Summary ロボット支援下甲状腺手術についての概要と利点, 問題点を概説されている.

8) Lin H, Folbe AJ, Carron MA, et al：Single-incision transaxillary robotic thyroidectomy：challenges and limitations in a North American population. Otolaryngol Head Neck Surg, **147** : 1041-1046, 2012.

好評増刊号

Monthly Book
ENTONI
エントーニ
No.
257

2021年4月増刊号

みみ・はな・のどの 外来診療update
― 知っておきたい達人のコツ26 ―

■ 編集企画　市村恵一（東京みみ・はな・のどサージクリニック名誉院長）
MB ENTONI No. 257（2021 年 4 月増刊号）
178 頁，定価 5,940 円（本体 5,400 円＋税）

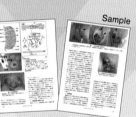

Sample

日常の外来診療において遭遇する 26 のテーマを取り上げ，
達人が経験により会得してきたそれぞれのコツを伝授！

↑
目次の詳細は
こちらから
check !!

☆ CONTENTS ☆

全日本病院出版会　〒113-0033 東京都文京区本郷 3-16-4　Tel:03-5689-5989
www.zenniti.com　Fax:03-5689-8030

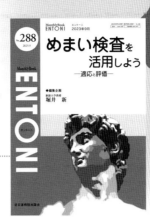

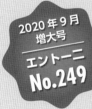
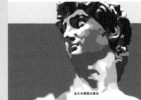

FAX による注文・住所変更届け

改定：2015 年 1 月

　毎度ご購読いただきましてありがとうございます．

　読者の皆様方に小社の本をより確実にお届けさせていただくために，FAX でのご注文・住所変更届けを受けつけております．この機会に是非ご利用ください．

◇ご利用方法

　FAX 専用注文書・住所変更届けは，そのまま切り離して FAX 用紙としてご利用ください．また，注文の場合手続き終了後，ご購入商品と郵便振替用紙を同封してお送りいたします．**代金が 5,000 円をこえる場合，代金引換便とさせて頂きます．**その他，申し込み・変更届けの方法は電話，郵便はがきも同様です．

◇代金引換について

　本の代金が 5,000 円をこえる場合，代金引換とさせて頂きます．配達員が商品をお届けした際に，現金またはクレジットカード・デビットカードにて代金を配達員にお支払い下さい(本の代金＋消費税＋送料)．（※年間定期購読と同時に 5,000 円をこえるご注文を頂いた場合は代金引換とはなりません．郵便振替用紙を同封して発送いたします．代金後払いという形になります．送料は定期購読を含むご注文の場合は頂きません）

◇年間定期購読のお申し込みについて

　年間定期購読は，1 年分を前金で頂いておりますため，代金引換とはなりません．郵便振替用紙を本と同封または別送いたします．送料無料，また何月号からでもお申込み頂けます．

　毎年末，次年度定期購読のご案内をお送りいたしますので，定期購読更新のお手間が非常に少なく済みます．

◇住所変更届けについて

　年間購読をお申し込みされております方は，その期間中お届け先が変更します際，必ずご連絡下さいますようよろしくお願い致します．

◇取消，変更について

　取消，変更につきましては，お早めに FAX，お電話でお知らせ下さい．

　返品は，原則として受けつけておりませんが，返品の場合の郵送料はお客様負担とさせていただきます．その際は必ず小社へご連絡ください．

◇ご送本について

　ご送本につきましては，ご注文がありましてから約 1 週間前後とみていただきたいと思います．お急ぎの方は，ご注文の際にその旨をご記入ください．至急送らせていただきます．2〜3 日でお手元に届くように手配いたします．

◇個人情報の利用目的

　お客様から収集させていただいた個人情報，ご注文情報は本サービスを提供する目的(本の発送，ご注文内容の確認，問い合わせに対しての回答等)以外には利用することはございません．

　その他，ご不明な点は小社までご連絡ください．

株式会社　全日本病院出版会　　〒 113-0033 東京都文京区本郷 3-16-4-7 F　電話 03(5689)5989　FAX03(5689)8030　郵便振替口座 00160-9-58753

年　　月　　日

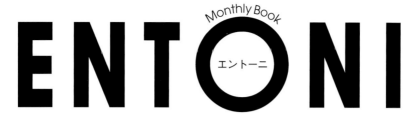

FAX 専用注文書

「Monthly Book ENTONI」誌のご注文の際は，この FAX 専用注文書
もご利用頂けます．また電話でのお申し込みも受け付けております．
毎月確実に入手したい方には年間購読申し込みをお勧めいたします．また
各号 1 冊からの注文もできますので，お気軽にお問い合わせください．

バックナンバー合計
5,000 円以上のご注文
は代金引換発送

―お問い合わせ先―
㈱全日本病院出版会 営業部
電話 03(5689)5989　　FAX 03(5689)8030

☐年間定期購読申し込み　**No.**　　から

☐バックナンバー申し込み

No.	-	冊	No.	-	冊	No.	-	冊	No.	-	冊
No.	-	冊	No.	-	冊	No.	-	冊	No.	-	冊
No.	-	冊	No.	-	冊	No.	-	冊	No.	-	冊
No.	-	冊	No.	-	冊	No.	-	冊	No.	-	冊

☐他誌ご注文

　　　　　　冊　　　　　　　　　　　　冊

お名前　フリガナ　　㊞　　電話番号

ご送付先　〒　-　　☐自宅　☐お勤め先

領収書　無・有　（宛名：　　　　　）

FAX 03-5689-8030 全日本病院出版会行

年　　月　　日

住 所 変 更 届 け

お 名 前	フリガナ	
お客様番号		毎回お送りしています封筒のお名前の右上に印字されております8ケタの番号をご記入下さい。
新お届け先	〒　　　　　都道府県	
新電話番号	（　　　　　）	
変更日付	年　　月　　日より	月号より
旧お届け先	〒	

※ 年間購読を注文されております雑誌・書籍名に✓を付けて下さい。

☐ Monthly Book Orthopaedics （月刊誌）

☐ Monthly Book Derma. （月刊誌）

☐ Monthly Book Medical Rehabilitation （月刊誌）

☐ Monthly Book ENTONI （月刊誌）

☐ PEPARS （月刊誌）

☐ Monthly Book OCULISTA （月刊誌）

FAX 03-5689-8030

全日本病院出版会行

通常号⇒No.278 まで 本体 2,500 円＋税
　　　　No.279 以降 本体 2,600 円＋税
※その他のバックナンバー，各目次等
　の詳しい内容は HP
　（www.zenniti.com）をご覧下さい.

編集顧問：	本庄　　巌	京都大学名誉教授
	小林　俊光	仙塩利府病院 耳科手術センター長
編集主幹：	曾根 三千彦	名古屋大学教授
	香取　幸夫	東北大学教授

No. 291　編集企画：
楯谷一郎　藤田医科大学教授

Monthly Book ENTONI No.291

2023 年 12 月 15 日発行（毎月 1 回 15 日発行）
定価は表紙に表示してあります.
Printed in Japan

発行者　　末　定　広　光
発行所　　株式会社　全日本病院出版会
〒 113-0033 東京都文京区本郷 3 丁目 16 番 4 号 7 階
電話（03）5689-5989　Fax（03）5689-8030
郵便振替口座 00160-9-58753

印刷・製本　三報社印刷株式会社　　　電話（03）3637-0005
広告取扱店　株式会社文京メディカル　電話（03）3817-8036